Gisela Schirmer

# Beckenboden in Bestform

Spannkraft erhalten, wiederherstellen und fördern

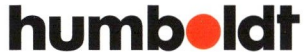

**Bibliografische Information der Deutschen Nationalbibliothek**
Die Deutsche Nationalbibliothek verzeichnet diese Publikation
in der Deutschen Nationalbibliografie; detaillierte bibliografische Daten
sind im Internet über http://dnb.ddb.de abrufbar.

ISBN 978-3-86910-311-2

Die Autorin: Gisela Schirmer ist Krankengymnastin sowie Diplom-Pädagogin und betreibt seit
1980 ihre eigene Praxis. Neben der klassischen Krankengymnastik und einer umfassenden
Geburtsvor- und -nachbereitung bietet sie diverse alternative Behandlungsformen an. Das funk-
tionelle Beckenbodentraining bei Harninkontinenz und bei Beckenbodenschwäche stellt einen
ihrer weiteren Therapieschwerpunkte dar.

Originalausgabe

© 2009 humboldt
Ein Imprint der Schlüterschen Verlagsgesellschaft mbH & Co. KG,
Hans-Böckler-Allee 7, 30173 Hannover
www.schluetersche.de
www.humboldt.de

Lektorat:          Linda Strehl, München
Covergestaltung: DSP Zeitgeist GmbH, Ettlingen
Innengestaltung: akuSatz Andrea Kunkel, Stuttgart
Titelfoto:         Getty Images, Dougal Waters
Zeichnungen:       Bettina Wicke, München
Fotos:             Gestaltwerk, Großburgwedel
Satz:              PER Medien+Marketing GmbH, Braunschweig
Druck:             Grafisches Centrum Cuno GmbH & Co. KG, Calbe

Hergestellt in Deutschland.
Gedruckt auf Papier aus nachhaltiger Forstwirtschaft.

# Inhalt

**Aufgaben der Beckenbodenmuskulatur im Überblick**
1. **Die äußere Schicht zum Zwinkern – die Acht:**
   - Schließen von Harnblase, Scheide und Anus,
   - Intensivierung des sexuellen Erlebens und der Orgasmusfähigkeit,
   - Unterstützung der Blutzufuhr bei sexueller Erregung.
2. **Die mittlere Schicht zum Schließen – das Dreieck:**
   - Verschluss des Durchlasses für Harnröhre und Scheide,
   - sicherer Verschluss des vorderen Beckenbodens, besonders bei Husten, Niesen, Hüpfen, Springen und Tragen von Lasten,
   - maximales Loslassen während der Geburt.
3. **Die innere Schicht zum Tragen – der Fächer:**
   - Halte- und Stützfunktion für die Bauchorgane,
   - Aufrichtung und Entlastung der Wirbelsäule,
   - Entlastung der Hüftgelenke und Optimierung der Beckenstellung und der Beckenbeweglichkeit.

# Wie verändert sich der Beckenboden im Lauf des Lebens?

## Kindheit

Vom ersten Lebenstag an hat ein Baby ein absolut offenes Becken. Die Blase wird reflexgesteuert entleert, wenn sich eine gewisse Menge Urin angesammelt hat oder ein Kältereiz sie dazu anregt. Ähnlich verhält es sich mit dem Darm. Mit rund 18 Monaten entdeckt ein Kind, dass es diese Körperfunktionen mehr oder weniger willentlich beeinflussen kann. Mit etwa drei Jahren sind die Funktionen des Beckenbodens soweit gereift, dass Windeln überflüssig werden. Im glücklichen Fall erleben Kinder nun ihre Fähigkeit, die Ausscheidungen steuern zu können, als angenehm, lustvoll und in ihrer Macht stehend.

Ebenso hat die körperliche Aufrichtung stattgefunden. Durch die Aufrichtung des Menschen hat sich in der Evolution erst ein starker Beckenboden entwickelt. Bei allen Bewegungen, ob das Kind herumrennt, klettert, balanciert oder freihändig Rad fährt: Der Beckenboden arbeitet automatisch mit. Es bedarf keines speziellen Beckenbodentrainings, auch dann nicht, wenn ein Kind über viele Jahre nicht „trocken" wird.

Leider fordern heute langes Stillsitzen in der Schule und zu Hause vor dem Fernseher ihren Tribut. Dabei geht die Körperweisheit ebenso wie eine dynamische aufrechte Haltung verloren. Diese fasziniert uns,

> **Körperliches Spielen trainiert die Bewegungsintelligenz und aktiviert den Beckenboden.**

wenn wir Afrikanerinnen mit Lasten auf dem Kopf anmutig schreiten sehen oder sie uns beim Tanz zeigen, was es heißt, mit dem Körper in Harmonie zu sein. Dies geschieht alles mit dem natürlichen Einsatz des Beckenbodens.

## Von der Pubertät bis zu den Wechseljahren – Jugend und Erwachsenenalter

Der weitere Lebenszyklus der jungen Mädchen und Frauen ist gekennzeichnet durch ein Feuerwerk der Hormone. Dadurch wird der Beckenboden beeinflusst. Wenn es jedoch nicht gerade zu einem großen Ungleichgewicht in der Entwicklung kommt und genug körperliche Aktivität besteht, gibt es hierdurch keine Beckenbodenprobleme.

Oft jedoch ist unser Leben gekennzeichnet durch zu viel Sitzen und Stehen, viel zu wenig Bewegung und einseitige Belastung. Das Gefühl für natürliche Bewegung geht verloren.

> **Ein bewegungsarmes Leben lässt die ursprüngliche Kraft des Beckenbodens verkümmern.**

Der lange Lebensabschnitt einer Frau zwischen Pubertät und Wechseljahren sind die fruchtbaren Jahre mit einem ständigen Wechselspiel der Hormone, für viele Frauen verbunden mit Schwangerschaft und Geburt und den Sorgen um die Kinder. Diesen Aufgaben ist eine Frau umso besser gewachsen, je mehr sie bereits die Kraft und Stärke aus ihrer Mitte entdeckt und gepflegt hat.

Hat sie es bisher versäumt, den Beckenboden zu voller Leistungsfähigkeit zu entwickeln, so wird es jetzt Zeit, damit sie die Höchstleistungen, die in Beruf und Familie abverlangt werden, meistert! Selbst für Spitzensportlerinnen, ob in der Leichtathletik, beim Tennis oder Golf, sind Höchstleistungen nicht möglich, ohne die Muskelgruppen des Beckenbodens einzusetzen. Und eine Schwangerschaft verlangt vom Körper gewiss Hochleistung, und eine Geburt ist wie eine Olympiade.

**Wecken Sie die brachliegende Kraft, die in der „geheimen" Muskulatur des Beckenbodens liegt.**

Das erfordert eine gute Vorbereitung – auch des Beckenbodens.

In den ersten Stunden und Tagen nach der Geburt erleben die meisten Frauen ihren Schoßbereich sehr offen und so, als hätten sie alle verfügbare Kraft abgegeben. Durch gute Beckenbodenübungen kommt es zu einem langsamen Herantasten an die Wahrnehmung und Stärkung des Beckenbodens, bis schließlich die alte Kraft neu entdeckt wird.

## Wechseljahre – der Frühling der zweiten Lebenshälfte

Mit dem Ende der weiblichen Fruchtbarkeit, die in etwa mit 45 Jahren eingeleitet wird, beginnt für die Frau der Frühling der zweiten Lebenshälfte. Nun benötigt sie ihre Energien nicht mehr zum Menstruieren, Kinderbekommen und -aufziehen, sondern ist frei, sich neu zu orientieren sowie die freigewordenen Energien auf neue Ziele zu richten. Der körperliche Alterungsprozess macht auch vor dem Beckenboden nicht halt. So verlieren Muskulatur und Bindegewebe an Elastizität und Festigkeit. Da-

**Die Wechseljahre bringen Veränderungen ins Leben. Mit einem aktivierenden Beckenbodentraining können Sie unbeschwert in die Zukunft blicken!**

durch wird der Blasenschließmuskel geschwächt, und die Unterleibsorgane senken sich leicht ab. Die Durchblutung ist hormonell bedingt verringert. Die Schleimhaut bildet sich zurück, was wiederum den Verschluss der Harnröhre erschwert. Die Scheide kann trockener werden, was zu Schmerzen beim Geschlechtsverkehr führen kann.

Die Funktion des Beckenbodens wird gegebenenfalls durch früher erfahrene Geburtsverletzungen beeinträchtigt oder durch eine Muskulatur, die nach Geburten nicht genug auftrainiert wurde.

Für einen guten und befriedigenden Sex ist ein fitter Beckenboden nötig. Die Gleichung ist ganz einfach: kraftvoller Beckenboden = kraftvoller Orgasmus.

## Alte Junge – junge Alte

Der Beckenboden sollte in alle Bewegungen integriert werden. Er wird beim Sport und im körperlichen Spiel aktiviert. Mit zunehmendem Alter benötigt er jedoch besondere Aufmerksamkeit, auch wenn (noch) keine körperlichen Beschwerden aufgetreten sind.

Die Erfahrung aus meinen Beckenbodenkursen für Frauen von 20 bis über 80 Jahre zeigt immer wieder, wie bereichernd ein aktiver Beckenboden für jede Frau ist. Eine aktive Körperhaltung ermöglicht es, mit weniger Anstrengung mehr Leistung zu erbringen und gleichzeitig an Lebensfreude zu gewinnen. Je schwächer Ihr Beckenboden ist, umso mehr ist Beckenbodentraining nötig! Und was das

*Beckenbodentraining ist für alle Altersstufen sinnvoll – auch wenn noch keine Beschwerden aufgetreten sind.*

Schönste ist: Sie erreichen das alles, ohne Pillen zu schlucken oder teure Apparate zu kaufen, weil Sie in Ihrer Körpermitte ein Kraftzentrum haben, welches Sie nur anzuzapfen brauchen! Erobern Sie Ihr Powerzentrum zurück!

**Was dem Beckenboden schadet**

- starkes Übergewicht (vor allem bei schlechter Haltung),
- verminderter Spannungszustand des Gewebes bei Östrogenmangel,
- angeborene Bindegewebsschwäche,
- Heben und Tragen von Lasten (auch von Säuglingen und Kindern),
- übermäßiger Druck aus dem Bauchraum nach unten (z. B. durch chronischen Husten, Niesen, starkes Pressen bei hartem Stuhlgang),
- Schwangerschaft und Geburt (auch Kaiserschnitt),
- häufige starke Erschütterungen (z. B. Traktorfahren) und Ausführen schwerer körperlicher Tätigkeiten in falscher Körperhaltung,
- schlechte Körperhaltung (auch wenn z. B. High Heels nicht mit perfekter Körperhaltung getragen werden!),
- drückende, herabziehende Stimmungslage,
- Gewalterfahrung,
- Nichtgebrauch des Beckenbodens, auch infolge Alter und Krankheit.

# Worüber man nicht spricht: wenn der Beckenboden schwach wird

## Inkontinenz ist keine Bagatelle

Wenn plötzlich ein paar Tropfen oder mehr Urin unkontrolliert in die Hose gehen, trifft das jede Frau tief. Nur kleine Kinder, Kranke und gestörte Personen machen sich nass. Nicht ganz dicht zu sein ist eine Beschimpfung. Wenn so ein Malheur häufig geschieht, schränken viele Betroffene ihre sozialen Aktivitäten ein, ziehen sich unter irgendeinem Vorwand vom Sport zurück oder mögen keinen Stadtbummel mehr machen, weil nicht sicher ist, wann man die nächste Toilette erreicht.

Wir sprechen von Inkontinenz, wenn Urin, Stuhl oder Wind abgeht, ohne dass dies gewollt ist. Das ist nicht unbedingt eine Frage des Alters, denn bereits 15 % der 30–40-Jährigen leiden darunter. Bei den 40–50-Jährigen sollen es 25 % sein – und das Problem nimmt mit zunehmendem Alter massiv zu.

**Die Lebensqualität vieler Frauen ist durch Blasenprobleme stark eingeschränkt.**

Vier bis sechs Millionen Deutsche, mit zunehmender Tendenz, leiden unter Harninkontinenz. Umso wichtiger ist es, dass dieses Thema angemessene Beachtung findet und umfassende Vorbeugung und Therapie stattfindet. Wenn man dann noch bedenkt, dass viele andere Beschwerden (Rücken- und Kreuzschmerzen, Fuß- und Knieprobleme, Hämorrhoiden) damit im Zusammenhang stehen und durch ein zielgerichtetes Beckenbodentraining entscheidend gebessert werden können, wird die Bedeutung entsprechender Gesundheitsangebote umso augenfälliger. Auch dieses Buch soll ein aktiver Beitrag dazu sein.

Es gibt verschiedene Inkontinenzformen, die sich danach unterscheiden, wie und wann der unfreiwillige Harn- oder Stuhlverlust geschieht. Bei Frauen sind am häufigsten:

- Stress- oder Belastungsinkontinenz,
- Dranginkontinenz,
- gemischte Inkontinenz.

## Stress- oder Belastungsinkontinenz – die mangelnde Dichtigkeit der Blase

Diese Art der Inkontinenz hat nichts mit psychischem oder beruflichem Stress zu tun, wie eine weit verbreitete Ansicht lautet. Das Wort leitet sich von dem englischen Wort *stress* ab, was so viel heißt wie Belastung oder Druck.

Wenn Sie einen schwachen Beckenboden haben und Druck oder Belastung aus dem Bauchraum auf den Beckenboden kommt, kann es sein, dass dieser sich zu sehr nach unten dehnt und anschließend nicht wieder wie ein Trampolin nach oben federt. Auch das normalerweise reflexartige sichere Verschließen der drei Ausgänge im Beckenboden erfolgt nicht oder nicht schnell genug. So kommt es dazu, dass in dem Moment, wo Sie niesen, husten, lachen, schwer heben, rennen, hüpfen, Tennis spielen oder bergab gehen, der Druck aus dem Bauchraum nicht abgefangen wird und ungewollt Urin, Stuhl oder Winde abgehen. Das kann in sehr geringen Mengen oder auch schwallartig erfolgen. Es kann selten oder mehrmals in der Woche erfolgen oder nur, wenn Sie einen starken Husten haben. Bitte verschweigen Sie die Probleme Ihrem Arzt bzw. Ihrer Ärztin nicht!

**Starker Druck aus dem Bauchraum ist für einen schwachen Beckenboden gefährlich, weil er Bänder und Muskeln „ausleiert" und die Beckenorgane nach unten drückt.**

**Beckenboden-Probleme auf einen Blick**
Körperliche Beschwerden:
- Inkontinenz (unwillkürlicher Urinabgang bei körperlichen Belastungen wie Husten, Niesen, Heben von Lasten, sportlicher Betätigung, Laufen, Springen),
- Blasendrang zum häufigen Entleeren kleiner Urinportionen,
- unangenehme Druckgefühle nach unten zur Scheide hin (nach sportlicher Betätigung, körperlicher Anstrengung, Heben und Tragen von Kleinkindern),
- Senkungsbeschwerden (Organe verlagern sich nach unten, aber nicht nach hinten),
- Gebärmuttervorfall (vom störenden Gefühl bis zur sicht- und fühlbaren Verlagerung der Gebärmutter nach unten),
- sexuelle Probleme wie Verkrampfung der Scheide, Orgasmusschwierigkeiten, trockene Scheide.

▶

Psychische Belastungen, die aus den körperlichen Beschwerden resultieren:
- Rückzug ins Private,
- Schamgefühle wegen des Tragens von Hilfsmitteln (z. B. Einlagen),
- depressive Verstimmungen,
- mangelndes Selbstbewusstsein,
- Einschränkung der sexuellen Lust,
- Verlust an Lebensqualität.

Eine Stressinkontinenz wird in drei Stufen eingeteilt. Grundlage für diese Kategorisierung ist die mangelnde Schließkraft des Beckenbodens und der damit verbundene unfreiwillige Urinabgang (bzw. Abgang von Stuhl oder Winden):
- Stufe 1, leicht:  beim Husten, Niesen, Lachen, Pressen,
- Stufe 2, mittel:  beim Laufen, Tragen, Heben,
- Stufe 3, schwer:  bei Lagewechsel, z. B. Aufstehen aus dem Bett oder vom Stuhl.

*Keine* Stressinkontinenz liegt vor, wenn nachts im Bett bei ruhigem Liegen Urin abgeht.

**Das können Sie bei einer Stressinkontinenz unternehmen:**
- Entspannen der Beckenbodenmuskulatur, die vom vielen „Verkneifen" verspannt geworden ist,
- lebendig, aktiv und kraftvoll mit dem Beckenboden arbeiten,
- keine Alltagsbewegungen ohne einen aktiven Beckenboden ausführen.

Alles das lernen Sie beim Beckenbodentraining in diesem Buch.

### Dranginkontinenz – wenn die Blase zu sehr drängt

Nach der Stressinkontinenz ist bei Frauen die Dranginkontinenz die zweithäufigste Inkontinenzform. Andere Begriffe dafür sind Reizblase, schwache Blase oder überaktive Blase. Das Besondere dieser Inkontinenzform ist der plötzlich einschießende Harndrang, der ein sofortiges Aufsuchen der Toilette verlangt.

Viele Frauen fragen sich, ob es normal ist, wenn sie dauernd zur Toilette müssen. Wenn Sie mehr als achtmal täglich den unaufschiebbaren Drang verspüren, die Blase zu entleeren, und das über eine lange Zeit, so haben Sie eine überaktive Blase. Fast alle kennen das Phänomen, bei psychischen Stress oder einer Blasenentzündung oft zur Toilette zu müssen, dabei handelt es aber nicht um eine Dranginkontinenz!

Für eine Dranginkontinenz ist es typisch, den Drang bei bestimmten Anlässen zu verspüren. So gibt es das „Haustürschlüssel-Phänomen": Dabei tritt ein so starker Harndrang in dem Moment auf, in dem Sie die Haustür aufschließen wollen, dass Sie manchmal die Toilette nicht mehr trocken erreichen. Oder Sie wollen mit dem Abwasch beginnen, und bevor Sie den ersten Teller abgewaschen haben, zwingt die Blase Sie zum „Rennen".

Die Blase fasst ca. 550–600 ml Urin. Bei einer gesunden Blase erfolgt eine Entleerung meistens bei 300–500 ml. Wenn Frauen mit einer hyperaktiven Blase die entleerte Urinmenge messen (was sehr interessant ist!), so kommen sie meistens nicht auf 300 ml: Die Blase wird oft schon bei 50 ml entleert. Wenn Sie feststellen wollen, wie es sich bei Ihnen verhält, so schreiben Sie sich doch einige Tage lang auf, wie oft Sie bei einer normalen Trinkmenge von zwei Litern täglich zur Toilette müssen und wie viel Sie jeweils entleeren (Messbecher, Stift und Papier zum Aufschreiben an der Toilette bereitstellen!).

Wie kommt es zu einer Dranginkontinenz? Das frühzeitige und häufige Zusammenziehen der Blase übersteigt den Druck, den die Harn-

**Die Blase fasst ca. 550–600 ml Urin.**

röhrenschließ- und Beckenbodenmuskulatur halten kann. So kommt es zum unfreiwilligen Urinabgang. Wie es zu dieser überaktiven Blase kommt, lässt sich nur vermuten, meist weiß man es nicht genau. Dünne empfindliche Schleimhäute infolge eines niedrigen Östrogen-spiegels, Störungen in der nervalen Kontrolle, Bandscheibenvorfall, Operationen, Koffein, Me-dikamente, Bestrahlung oder eine zu häufige Blasenentleerung aus Gewohnheit sind mögliche Ursachen. Es gibt auch Überempfindlichkeit der Harnblase durch Infektionen, Missbrauch oder psychischen Druck.

*Ein chinesisches Sprichwort lautet: Die Blase ist der Spiegel der Seele.*

Wichtig ist, dass eine Dranginkontinenz ärztlich abgeklärt wird, um andere Erkrankungen wie chronische Blasenentzündung, Blasenstein-leiden oder eine Blasensenkung auszuschließen.

**Das können Sie bei einer Dranginkontinenz unternehmen:**

- Durch das Anspannen der Beckenbodenmuskulatur und entspan-nende Maßnahmen lässt sich die Blase gut beruhigen.
- Auf einige „Tricks", wie sie in diesem Buch gezeigt werden, reagiert die Blase ebenfalls verhaltend! So werden Sie trocken die Toilette zur gewünschten Zeit am gewünschten Ort erreichen.
- Die Urintröpfchen werden oft als Tränen der Seele bezeichnet, des-halb machen Sie die Übungen dieses Buches nicht aus einem Pflichtgefühl heraus, weil sonst ein Unglück passiert, sondern weil Sie Ihnen gut tun und Freude bereiten. Bereits die Namen mancher Übungen werden Sie zum Schmunzeln bringen – und dann geht das Üben doch gleich viel besser!

## Mischinkontinenz – alles zusammen

Nicht immer lässt sich eine Stress- von einer Dranginkontinenz unter-scheiden, und oft tritt eine überaktive Blase mit einer ungenügenden Verschlusskraft des Beckenbodens gemeinsam auf. Da gibt es viel zu tun – die Übungen dieses Buches werden Ihnen dabei helfen!

### Senkungen

Dies ist ein Sammelbegriff für Dinge, die sich im Becken nach unten verlagert haben. Dabei kann es sich um die Gebärmutter handeln, die Scheidenvorder- oder -rückwand, den Blasenhals, die Blase oder den Darm. Dies kann schmerzhaft sein und/oder Körperfunktionen beeinträchtigen. Eine Inkontinenz geht häufig mit irgendeiner Art von Senkung einher.

**Eine Inkontinenz geht häufig mit irgendeiner Art von Senkung einher.**

So bemerken Sie eine Senkung:

- Kreuzschmerzen, die in die Leisten ausstrahlen,
- Drängen und Druck nach abwärts,
- störendes Gefühl beim Sex, evtl. auch Schmerz,
- Beim Nachfühlen mit dem Finger fühlen Sie an der Scheidenvorder- oder -rückwand sich etwas in die Scheide vorwölben.
- Der Muttermund kann sich nach unten absenken und damit fühl- oder sichtbar werden.

Oft bemerken Frauen wenig von einer Senkung, deshalb sollten Sie Ihre Beschwerden von Ihrem Arzt oder Ihrer Ärztin abklären lassen!

# Wie fit ist Ihr Beckenboden?

## Fragebogen zur Beckenbodenfitness

Bitte füllen Sie diesen Fragebogen zur Beckenbodenfitness aus, bevor Sie mit dem Training beginnen. Dann beantworten Sie in gewissen zeitlichen Abständen die Fragen erneut, z. B. nach sechs Wochen, nach vier Monaten und nach sechs Monaten intensiven Übens. Kopieren Sie sich den Frageboden aus dem Buch, um ihn mehrmals verwenden zu können. Damit können Sie feststellen, wie viel Sie von dem Training profitiert haben und weiter profitieren werden!

**Selbsttest:**
**Wie fit ist mein Beckenboden?**          Datum _____

**Haben Sie ein Druckgefühl nach unten?**
☐ nie
☐ manchmal
☐ nach körperlicher Anstrengung oder Erschütterung
☐ in der 2. Zyklushälfte
☐ (manchmal) Schmerzen beim Geschlechtsverkehr

**Haben Sie Rücken- und Kreuzschmerzen?**
☐ nein
☐ manchmal
☐ täglich, sie nehmen im Laufe des Tages zu
☐ die Schmerzen strahlen in den Unterbauch und die Innenseite
   des Oberschenkels aus

**Wie oft müssen Sie während des Tages Urin lassen?**
☐ jede Stunde
☐ alle 2 Stunden
☐ alle 3 Stunden
☐ noch seltener

**Wie oft müssen Sie während der Nacht Urin lassen?**
☐ 0 – 1 mal
☐ 1 – 2 mal
☐ mehr als 3 mal
☐ mehr als 4 mal

**Kommt es bei Ihnen zum ungewollten Urinabgang?**
☐ nie
☐ manchmal
☐ jeden Tag
☐ mehrmals täglich
☐ dauernd
☐ nachts

**Wie groß sind jeweils die Urinmengen beim Einnässen?**

☐ nur wenige Tropfen
☐ die Wäsche wird feucht
☐ die Wäsche wird nass

**Bei welchen Gelegenheiten kommt es zum ungewollten Urinabgang?**

☐ beim Niesen, Husten und Lachen
☐ Stolpern
☐ beim Sport
☐ bei körperlicher Anstrengung, wie Heben von Lasten
☐ wenn Sie aus dem Bett oder vom Stuhl aufstehen
☐ im Schlaf
☐ bei Aufregung
☐ ohne jeden Anlass

**Seit wann haben Sie diese Beschwerden?**

☐ seit _____
☐ nach einer Operation, Geburt, nach der Menopause
☐ es begann ganz plötzlich
☐ es begann allmählich

**Müssen Sie sofort zur Toilette gehen, wenn Sie Harndrang haben?**

☐ ja, sofort
☐ möglichst bald, innerhalb von ca. zehn Minuten
☐ oft erreiche ich die Toilette nicht mehr rechtzeitig
☐ ich kann auch länger warten

**Geht Urin ab, ohne dass Sie Harndrang verspüren?**

☐ ja
☐ nein

**Wie ist zurzeit Ihr psychisches Befinden? Wie geht es Ihnen?**

☐ sehr gut
☐ gut
☐ nicht immer gut
☐ schlecht
☐ sehr schlecht

**Gehen Sie vorsorglich zur Toilette, wenn Sie das Haus verlassen/ heimkommen?**
☐ ja
☐ nein
☐ nicht immer

**Reduzieren Sie bewusst Ihre Trinkmenge, wenn Sie längere Zeit außer Haus sein müssen?**
☐ ja
☐ meistens
☐ nie

**Benutzen Sie Einlagen/Binden?**
☐ nein
☐ ja, _____ Stück pro Tag/_____ Stück pro Nacht _____
☐ Vaginaltampons gegen Blasenschwäche – wie oft? _____
☐ Analtampons gegen Stuhlinkontinenz – wie oft? _____
☐ Benutzen Sie ein Pessar?

**Wie steht es mit Ihrem Gewicht?**
☐ ich wiege _____ kg bei _____ cm Körpergröße

**Wie viel trinken Sie täglich?**
☐ 1 l      ☐ 1–2 l      ☐ 2–3 l

**Bevorzugen Sie:**
☐ Kaffee
☐ Tee
☐ grünen Tee/Kräutertee
☐ Wasser – ohne Kohlensäure
☐ Wasser – mit Kohlensäure
☐ Fruchtsäfte
☐ Bier
☐ Wein

**Welche Medikamente (z.B. Hormonpräparate, Herzmittel, Abführmittel usw.) nehmen Sie regelmäßig ein?** _____

**Ist bei Ihnen ärztlicherseits eine der aufgeführten Krankheiten bekannt, festgestellt oder behandelt worden?**

☐ Senkung der Gebärmutter

☐ Senkung der Blase, des Blasenhalses, der Harnröhre

☐ Senkung des Enddarms

☐ Blasenentzündung

☐ Blasensteine

☐ Tumore der Blase, des Enddarms, der Geschlechtsorgane

☐ Stressinkontinenz

☐ Dranginkontinenz

☐ Mischinkontinenz

☐ andere Inkontinenz: _____

☐ Bauch- und Unterleibsoperation: _____

☐ Katheterisieren der Harnröhre

☐ häufiger Durchfall

☐ häufige Verstopfung      ☐ anderes: _____

**Möchten Sie noch etwas vermerken?** _____
_____

**Führen Sie nun bitte folgenden Test aus und notieren das Ergebnis:**
Warten Sie, bis Ihre Harnblase gut gefüllt ist. Dann hüpfen Sie einige Male mit gespreizten Beinen. Ist alles trocken geblieben? Wenn Sie ein Papierhandtuch darunterhalten, können Sie gut die verlorene Urinmenge feststellen und notieren: _____

**Wurden bei Ihnen bereits Untersuchungen vorgenommen?** Wenn Sie die Ergebnisse kennen, können Sie diese hier notieren. Sollte nichts davon für Sie zutreffen, erübrigt sich die Frage für Sie.

☐ Elektromyographie: _____

☐ Defäkographie: _____

☐ Periometrie: _____

☐ Spannungsgrad und Entspannungsfähigkeit der Beckenbodenmuskulatur laut Biofeedback/Elektrotherapie: _____

☐ andere Untersuchungen: _____

Viel Spaß beim nächsten Ausfüllen und Freude über die positiven Ergebnisse!

# Warum ist ein aktiver Beckenboden so wichtig?

## Haltung und Beckengesundheit

Ein aktiver Beckenboden hat einen positiven Einfluss auf die ganze Körperhaltung. Die tiefe Haltemuskulatur im Becken führt zu einer Aufrichtung und Stärkung der Rücken- und Bauchmuskulatur. Sie erreichen eine korrekte Fuß- und Kniestellung, der Atem fließt wieder frei (Abb. 1). Die frei fließenden Atembewegungen des Zwerchfells bewirken, dass die Stimme voller wird und der Rücken gerader. Und

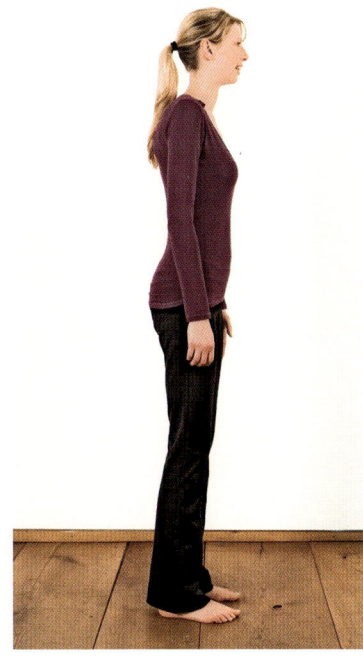
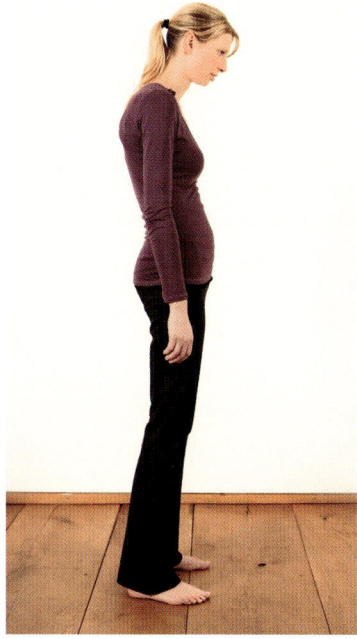

Abb. 1: So ist es richtig – do.          Abb. 2: So nicht – don't.

manch verspannter Muskel von den Kiefergelenken über Schulter und Brustkorb bis zum Bauch und Beckenboden wird lockerer. Erst der zuvor entspannte Muskel kann dann wieder gekräftigt werden.

Sie werden eine positive Haltung ausstrahlen. Diese positive Haltung ist nicht nur äußerlich, sie wird auch zu Ihrer inneren Haltung! Oder können Sie sich vorstellen, dass ein Mensch mit hängendem Kopf und laschen Schultern besonders fröhlich ist (Abb. 2)? Meinen Sie, dieser Mensch mit durchgestreckten Knien, verspanntem Kiefer und Sorgenfalten auf der Stirn nimmt das Leben sehr gelassen? Ihre seelische Haltung, selbst das, was Sie denken, überträgt sich auf den Körper – Ihre Körperhaltung spiegelt sich auf Seele und Geist!

**Wollen Sie den Beckenboden in Bestform bringen, üben Sie mit Kraft, Ausdauer und Freude!**

Zur Beckengesundheit zählt auch die Fähigkeit, aktiv und selbstbestimmt zum gewünschten Zeitpunkt die Entleerung von Darm und Blase vorzunehmen!

Nach einigen Monaten täglichen Beckenbodentrainings werden Sie feststellen, dass Sie sich bereits ein großes Stück Lebensqualität zurückerobert haben und nicht immer und überall nach einem WC Ausschau halten müssen, wenn Sie shoppen gehen oder ein Konzert besuchen.

## Schlaffe Bauchmuskeln

Durch eine „schlechte" Körperhaltung erschlaffen oft die Bauchmuskeln (Abb. 2). Durch viele Beckenbodenübungen werden auch die Bauchmuskeln gekräftigt, insbesondere die tiefen Bauchmuskeln, die Stütze und Halt geben.

## Schlaffer Po

Durch die Vernetzung der Beckenbodenmuskeln mit dem übrigen Körper formen sich auch Hüfte und Po wieder. Dazu werden allerdings nicht die Gesäßmuskeln angespannt, weil das den Beckenboden schwächt und keinen weiblich runden Po hervorzaubert!

## Spaß am Sex

Freude am Sexualleben – mit oder ohne Partner – werden Sie nur haben, wenn Sie Ihren eigenen Körper kennen und lieben. Während des sexuellen Höhepunkts ziehen sich die Muskeln zwischen den Beinen – die Beckenbodenmuskeln – rhythmisch zusammen. Leider kann sich bei Frauen, die untrainierte Beckenbodenmuskeln haben, nicht viel zusammenziehen! Auf der anderen Seite trainieren häufige Höhepunkte diese Muskeln.

**Mit dem Wohlfühlen im eigenen Körper beginnt guter Sex!**

Da die Muskeln bei vielen Frauen durch wenig Sport, durch Geburten und den natürlichen Alterungsprozess recht lasch sind, ist Training für einen lebendigen, aktiven Beckenboden unerlässlich!

Sie sollten lernen, spielerisch mit Ihrem Beckenboden umzugehen. Ein verbissenes Training führt nur zu Verkrampfungen und evtl. Schmerzen. Auch wenn Sie schon manche Verletzungen erlitten haben, gehen Sie liebevoll und behutsam mit sich um, sodass Sie Freude an den Übungen, an Ihrem Körper und Ihrem Partner finden.

## Beckenbodentraining für alle

- für einen aufrechten Gang,
- für Rückengesundheit,
- für Spaß an der Sexualität,
- für die Dichtigkeit von Blase und Enddarm in allen Lebenslagen,

- zum Verhindern von Hämorrhoiden,
- zum Verhindern von Organsenkungen der Blase, der Gebärmutter, des Enddarms.

Ein schlaffer Beckenboden führt oft zu Verspannungen in anderen Körperbereichen und zu einer starken Beeinträchtigung des Lebensgefühls. Folgendes wird durch aktives Beckenbodentraining verbessert:
- depressive Verstimmungen,
- nächtliches Zähneknirschen und Kiefergelenksprobleme,
- Verspannungen im Schulter-Nackenbereich,
- Schmerzen in der Lendenwirbelsäule, in den Kreuzbein- und den Kreuzbeindarmbeingelenken (ISG),
- ein Druckempfinden nach unten in die Scheide,
- ungewollter Urinverlust (tröpfchenweise oder im Schwall),
- ununterdrückbarer Harndrang,
- unfreiwilliger Abgang von Darmgasen oder Darminhalt,
- Hämorrhoiden,
- geringes Empfinden und wenig Wohlgefühl beim Sex.

## Schwangerschaft und Geburt

In der Schwangerschaft trägt der Beckenboden die süße Last des wachsenden Kindes. Während der Geburt muss der Beckenboden sich enorm dehnen und danach wieder guten Halt geben. Deshalb ist Beckenbodentraining vor und nach der Geburt wichtig.

Die Beckenbodenmuskulatur wird manchmal eingeschnitten, um den Durchtritt des kindlichen Kopfes zu erleichtern (Dammschnitt). Die Leitfähigkeit von Nerven wird dadurch oft beeinträchtigt. Das Empfinden im Narbengewebe ist meist nicht wie zuvor, und manchmal bereitet der Eingriff noch lange Schmerzen. Sie können eine deutliche Verbesserung und Integration durch Beckenbodentraining erreichen, sollten jedoch bei Schmerzen aufhören und später neu beginnen. Hilfreich ist die Massage der Narbe von außen und von der Scheide aus, z. B. mit der Tellington-TTouch-Methode® (s. S. 195).

Selbst wenn ein Kaiserschnitt sehr sorgfältig ausgeführt wurde, kommt es zu einer Störung der Zusammenarbeit von Bauch- und Beckenbodenmuskeln und der Leitfähigkeit vieler kleiner Nerven, sodass allein dadurch das Gefühl so sehr gestört ist, dass viele Frauen genau wie nach dem Dammschnitt sagen: „Ich spüre mich da nicht mehr." Außerdem stören alle Schnitte, die quer über die Körpermitte gehen, ob medizinisch notwendige oder „nur" kosmetische Bauchoperationen, das Wahrnehmungsfeld des Körpers. Das Narbengewebe kann ebenso wie beim Dammschnitt schmerzempfindlich sein.

**Auch nach einem Kaiserschnitt ist die Zusammenarbeit von Bauch- und Beckenbodenmuskeln gestört.**

Deshalb auch hier Beckenbodentraining, aber nur bis zum Schmerz, und eine gute Narbenmassage, am besten mit der Tellington-TTouch-Methode, weil dadurch gleich eine Information in die Körperzelle gegeben wird, die sich daran erinnert, wie ihr perfekter Zustand ist. Die Verletzung kann dadurch geheilt werden.

Leider schützt auch der Kaiserschnitt eine Frau nicht vor den Gefahren einer Senkung oder Inkontinenz.

## Vor und nach Unterleibsoperationen und in den Wechseljahren

Musste eine Frau sich einer Unterleibsoperation unterziehen, z. B. wegen einer starken Gebärmutter- oder Blasensenkung, oder wurde ihr aus unterschiedlichem Grunde die Gebärmutter entfernt, so sollte sie nicht denken, damit seien alle Probleme behoben. Es gilt für die Narbe das Gleiche wie für den Kaiserschnitt: Auch hier muss das Narbengewebe erst wieder angenommen und integriert werden.

Wenn Ihre Beckenbodenmuskulatur nicht gekräftigt und eine gute Körperhaltung aufgebaut wird, kann es dazu kommen, dass sich Gebärmutter und/oder Blase erneut senken oder andere Probleme entstehen. Vor einer möglichen Operation wegen einer Senkung oder Stressinkontinenz ist immer ein gutes funktionelles Beckenbodentraining von mindestens sechs Monaten zu empfehlen. Trainieren Sie

**Wichtigste Regel für ein nachhaltig erfolgreiches Beckenbodentraining: Sie sollten sich wohlfühlen.**

- nach einer Geburt,
- vor einer Unterleibsoperation,
- nach einer Unterleibsoperation,
- in den Wechseljahren.

Zur Erhaltung der Muskelkraft und einer guten Haltung muss der Beckenboden immer aktiviert und ein Leben lang in alle Aktivitäten des Alltags einbezogen werden.

# Übungsprogramm: Vier Schritte zur Beckenbodenfitness

## Sie schaffen es!

Genug der Theorie, der Fragen nach warum – wozu? Erobern Sie Ihren Beckenboden zurück! Keine Bange, mit den ausgewählten Übungen können Sie Ihren Beckenboden gezielt aktivieren, sodass er jung, elastisch, beweglich und kräftig bis ins hohe Alter bleibt. Sie entwickeln ein neues Beckenbodengefühl, und schon nach kurzer Zeit ist die Beckenbodenfitness ein fester Bestandteil Ihres Lebens! Ganz nebenbei werden Bauch, Beine, Po geformt und das ganze Becken beweglicher und der Rücken aufrechter.

Und nun nichts wie ran! Einmal angefangen werden Sie garantiert nicht mehr aufhören, weil sich das neue Körpergefühl einfach gut anfühlt. Schauen Sie ab und zu in den Spiegel, Sie werden von Ihrem gut geformten und gehaltenen Körper begeistert sein!

Für die Übungen in diesem Buch benötigen Sie:

- einen großen Sitzball (Gymnastikball, Pezziball),
- einen Hocker oder Stuhl mit flacher fester Sitzfläche,
- eine Gymnastikmatte oder gefaltete Decke,
- ein kleines Kissen,
- etwas Platz,
- evtl. angenehme Musik.

Sie sollten bequeme Kleidung tragen, in der Sie nicht frieren, warme Socken tragen oder barfuß sein.

**Tipps für ein angenehmes Training**

Richten Sie sich eine eigene Ecke für das Training ein, wo Sie sich so richtig wohlfühlen, ob im Schlafzimmer oder im Kinderzimmer, ist egal. Wenn Sie an der Stelle bereits alles haben, was Sie für Ihr Training benötigen (siehe oben), brauchen Sie nicht immer alles umzuräumen, und es fällt Ihnen leichter, mit dem Üben zu beginnen, auch wenn mal wenig Zeit ist oder Ihr Kind gerade schläft oder … Auch wenn Sie andere Dinge regelmäßig in Ihrem Tageslauf tun, brauchen Sie nicht jedes Mal Ihre Wohnung auf den Kopf zu stellen: Ihre Zahnbürste hat schließlich auch ihren festen Platz!

Ebenso ist es mit der Zeit. Sie selber müssen sich die Zeit gönnen und Ihren Angehörigen vermitteln, dass es Ihr gutes Recht ist, diese Zeit für Ihr Training zu haben! Kleine Kinder begreifen das sehr schnell. Wenn andere das nicht so schnell akzeptieren können, haben Sie Geduld und fordern Sie Verständnis ein.

Diverse Unterlagen und Zusatzgeräte machen das Beckenbodentraining noch interessanter, effektiver und anspruchsvoller:

- ein Kirschkernsäckchen,
- ein Besenstiel,
- ein Sitz- oder Multikeil,
- eine kleine Decke oder ein Handtuch,
- ein Redondo-Ball oder Soffball-Maxafe
- zwei Dynair-Ballkissen,
- ein Aero-Step, sofern vorhanden – ersatzweise verwenden Sie die Ballkissen,
- Minitrampolin.

Redondo-Ball oder Soffball-Maxafe sind für Beckenbodenübungen sehr geeignet. Dieser faltbare Ball kann überall mit hingenommen werden. Er wird mit einem Kunststoffröhrchen aufgeblasen, und die Luft kann ebenso wieder abgelassen werden.

Das Dynair-Ballkissen ist ein Sitzkissen, welches auf der einen Seite sanftrunde Noppen für eine bessere Luftzirkulation beim Sitzen hat und auf der anderen Seite eine glatte Oberfläche zeigt. Die Anwendungsmöglichkeiten dieses Balancegerätes sind vielfältig, z. B. zum dynamischen und entlastenden Sitzen: Die Eigenschwingungen des Körpers (durch Atmung) werden nicht abrupt gestoppt, sondern können in ihrem natürlichen Rhythmus fortlaufen. Die aufrechte Haltung wird optimiert und die Muskulatur, die die Wirbelsäule stabilisiert, wird trainiert.

Bei Beckenbodenübungen wird das Kissen als Lagerungshilfe benutzt, um das Becken in Rückenlage anzuheben und so den Beckenboden zu entlasten. Es kann mit seinen Noppen an vielen Stellen des Körpers (Kreuz, Füße) wunderbar massieren. Gleichgewichtsübungen im Stehen sind ebenfalls ideal. Beim Üben auf einer labilen Unterlage ist immer eine erhöhte Muskelaktivität erforderlich, um den Körper zu stabilisieren. Die tiefen Muskeln werden dadurch viel mehr trainiert.

## Goldene Regeln – so bleiben Sie am Ball

### Häufigkeit

Bauen Sie die Übungen fest in Ihren Tagesablauf ein. Am besten immer zur selben Zeit trainieren, z. B. morgens oder abends nach dem Zähneputzen. Wenn Sie an fünf Tagen in der Woche trainieren, haben Ihre Muskeln danach eine Pause verdient.

### Dauer

Für die ganze Abfolge benötigen Sie 30 Minuten, Sie können sich das Programm aber auch in mehrere Kurzabschnitte aufteilen. Wiederholen Sie die einzelnen Übungen so oft, wie es Ihnen gut tut.

### Integration in den Alltag

Ohne Beckenboden geht gar nichts mehr. Sie werden Ihren aktiven Beckenboden in Zukunft in alle alltäglichen Bewegungen einbeziehen, ob es nun beim Stehen am Herd oder am Arbeitsplatz, Treppensteigen oder Autofahren ist. Erkennen Sie Wartesituationen und nützen Sie diese für Ihr Beckenbodentraining!

### Ausdauertraining

Hier empfehlen sich ca. 2 – 5 x pro Woche 30 – 60 Minuten sanfte Bewegungsformen wie Walking und Spazierengehen, Fahrradfahren oder Schwimmen/Wassergymnastik bei bis zu 140 Pulsschlägen pro Minute.

### Ziele im Auge behalten

Stellen Sie sich ganz genau vor, welche Ziele Sie für Ihre Beckenbodenfitness erreichen wollen. Ihr Unterbewusstsein schenkt Ihnen so noch zusätzliche Kraft! Erzählen Sie auch Ihren Freundinnen von Ihrem Training. Das motiviert, und Sie arbeiten noch konsequenter. Betonen Sie immer das, was Sie sich wünschen und nicht, was Sie nicht wollen. Sagen Sie also nicht: „Ich will die Hose nicht mehr nass haben", sondern „Ich bleibe trocken!" Schaffen Sie sich Ihre persönlichen Trainingsleitsätze, z. B. „Ich freue mich auf das Üben, ich freue mich über meine Beckenbodenfitness, mir geht es gut!"
Laden Sie die Freude immer zum Üben ein! Klopfen Sie sich selbst anerkennend auf die Schulter für das, was Sie geschafft haben, und seien Sie geduldig mit sich selbst und Ihrem Körper. Gut Ding braucht Weile!

## Erobern Sie sich Ihre Beckenbodenkompetenz!

Wenn Sie neu mit dem „Beckenboden in Bestform"-Übungspro-
gramm beginnen, folgen Sie unbedingt den Schritten 1 bis 4 in der
vorgegebenen Reihenfolge. Wenn Sie mit einer Übung vertraut sind,
kommt die nächste dazu.

- Haben Sie mit Schritt 1 Ihren Beckenboden mit seinen drei Schichten geweckt, folgt Schritt 2.
- Schritt 2 zeigt Ihnen Übungen, die mit mehr Beweglichkeit im
Becken verbunden sind und alle drei Beckenbodenschichten
gemeinsam ansprechen.
- Es folgt Schritt 3, bei dem Ihre Beckenbodenkraft und Becken-
bodenausdauer gefordert sind. Das gibt einen starken Beckenboden, und Sie können dabei Bauch, Beine und Po nach Herzenslust formen.
- Die Übungen in Schritt 4 weisen Ihnen den Weg zu einem Power-
Beckenboden in allen Lebenslagen und Ihrem persönlichen Alltag
– und jeder Tag ist ein froher Tag!

Sie werden merken, dass Ihnen manche Übungen sympathischer sind
als andere. Deshalb stellen Sie sich zum Schluss (wie auf Seite 203
beschrieben) Ihr spezielles „Beckenboden in Bestform"-Programm
zusammen.
Auch gedankliches Training (mentales Training) bringt Ihren Beckenboden in Bestform! Ein Anspannen und Entspannen in der Vorstellung kann bereits Trainingserfolg bringen und ist in manchen Situationen nötig. Vor und nach einer Übungsabfolge spielen Sie diese
einfach ein- bis zweimal rein mental durch!

# Schritt 1:
# Weckübungen für den Beckenboden

Atmen ist die einfachste Sache der Welt – bis Sie anfangen, darüber nachzudenken. Heute dürfen Sie genießen, wie Ihre Atmung den Bauch und Beckenboden streichelt, dehnt und bewegt.

## Aufmerksamkeit für den Beckenboden

Nehmen Sie im Alltag immer wieder wahr, in welcher Haltung Ihr Körper sich wohlfühlt, wo er eine unnötige Dauerspannung lösen kann. Nur ein erholter Muskel ist tatendurstig!

### Übung 1: Bauchschmeichler
**1. Start**

Legen Sie sich auf den Bauch. Die Hände befinden sich unter der Stirn, die Beine sind locker ausgestreckt (Abb. 3). Wenn Sie möchten, legen Sie sich eine aufgerollte Decke oder ein bis zwei Kissen unter Bauch und Becken (zwischen Schambein und Bauchnabel). Das hat den Vorteil, dass der Rücken gestreckt liegt und nicht ins Hohlkreuz fällt. Sollten Sie stillen oder einen großen Busen haben, ist es sehr bequem, wenn der Busen nur leicht hängend die Unterlage berührt. Kurz nach der Geburt eines Kindes ist diese Lage sehr förderlich für eine gute Rückbildung. Liegt Ihre Gebärmutter zu sehr nach hinten geneigt oder zu tief im Becken, trägt diese Stellung zur Korrektur bei. Wenn es Ihnen Mühe macht, sich auf den Boden zu setzen oder zu legen, so wählen Sie Übungen aus, die Sie auch im Bett, im Sitzen oder Stehen ausführen können.

**2. Übungsablauf**
- Spüren Sie Ihre Haltung, die Sie gefunden haben. Ist sie angenehm oder müssen Sie noch etwas verändern? Beobachten Sie, wie der Atem ein- und ausströmt, und nehmen Sie bei jeder Einatmung

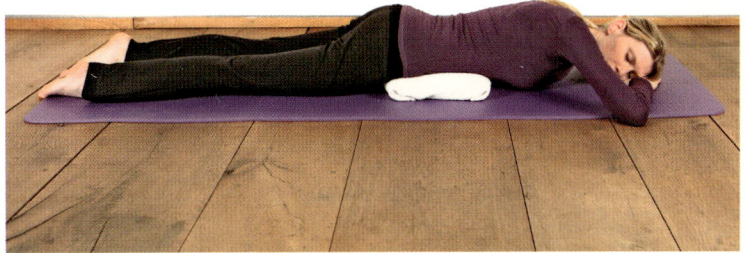

Abb. 3: Bauchschmeichler, Körperwahrnehmung

wahr, wie der Bauch gegen die Unterlage drückt und wie der Druck bei der Ausatmung nachlässt. Ihr ganzer Körper hebt und senkt sich etwas. Genießen Sie das! Lassen Sie bei der Ausatmung auch mal ein langgezogenes „ooohhh" tönen. Das erhöht den Übungseffekt und stimuliert den Beckenboden.

■ Konzentrieren Sie sich nun auf die vier Orientierungspunkte Schambein – Steißbein – beide Sitzbeinhöcker. Sie können beobachten, wie diese bei jeder Einatmung ein wenig auseinanderweichen und sich alle vier Eckpunkte beim Ausatmen wieder aufeinander zu bewegen!

■ Anfängerinnen in Sachen Körperwahrnehmung werden zunächst kaum etwas merken. Wer sich schon viel mit seinem Körper beschäftigt hat, findet schnell zu seinem Beckenboden. Das liegt daran, dass sich Körperwahrnehmung genau wie andere Fähigkeiten schulen lässt. Und jedes Mal werden dabei im Gehirn neue Verschaltungen aktiviert – egal wie alt oder jung Sie sind.

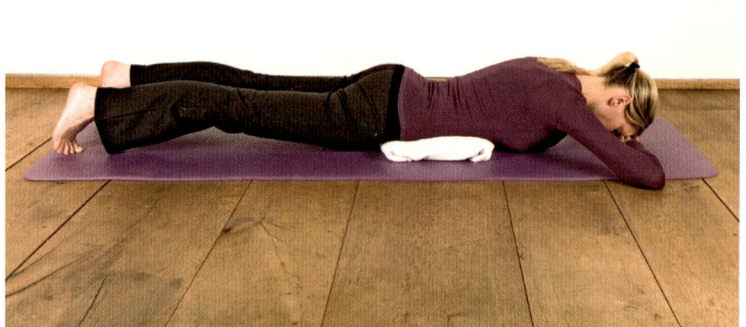

**Abb. 4: Bauchschmeichler, Körper in Aktion**

**3. Variationen**

- Tönen Sie bei jeder Ausatmung „chchch" (wie bei „ich").
- Bei der nächsten Ausatmung saugen Sie das Zentrum des Becken-bodens in sich hinein, um bei der Einatmung die Spannung wie-der zu lösen. So machen Sie weiter, bis Sie genug haben. Pause für zwei bis drei Atemzüge!
- Ausatmen mit „chchch", Beckenboden hochsaugen und die Ober-schenkel von der Unterlage abheben, sodass sich die Knie strecken – etwas mehr anheben, sodass die Fußzehen das Gewicht über-nehmen (Abb. 4). Ruhig weiteratmen.
- Oberschenkel und Knie ablegen und entspannen. Lassen Sie dabei die Spannung vom Körper abfließen, wie wenn warmes Dusch-wasser von Ihnen abfließen und in der Erde versickern würde. Pause für zwei bis drei Atemzüge.

### 4. Wie oft?

Wiederholen Sie die Übung, so oft es Ihnen gut tut, auch vor dem Schlafen – dann ohne die Variation – oder mit Variation gleich nach dem Aufwachen. Nach einer Geburt legen Sie sich drei- bis fünfmal täglich in die Bauchschmcichlcrlage.

### 5. Tipp

Die Übung lässt sich im Bett (auch zugedeckt), am Boden auf dem Teppich oder bei anderen Gelegenheiten ausführen. Wenn die Bauchlage nicht passt, experimentieren Sie mit anderen Stellungen wie in Rückenlage oder im Sitzen.

### Übung 2: Traumhand

### 1. Start

Legen Sie sich entspannt und bequem auf den Rücken auf eine Matte oder weiche Decke am Boden oder ins Bett. Entspannen Sie den Bauch, indem Sie beide Beine gebeugt aufstellen. Hilft Ihnen ein kleines Kissen unter dem Kopf, um wirklich bequem zu liegen? Legen Sie beide Hände auf den Bauch, um die Atembewegungen spüren zu können. Die Ellenbogen haben Bodenkontakt – evtl. mit Kissen unterpolstern, sodass die Schultermuskulatur ebenfalls entspannt ist (Abb. 5).

### 2. Übungsablauf

■ Richten Sie Ihre Aufmerksamkeit auf die Kontaktstellen Ihrer Hände am Bauch und spüren Sie das rhythmische Auf und Ab der Bauchdecke im Verlauf der Atmung. Beginnen Sie mit der Ausatmung und spüren Sie, wie die Bauchdecke nach innen sinkt und wie sich bei der nachfolgenden Einatmung Zwerchfell und Bauch nach außen wölben. Wenn Sie nicht genug Bewegung verspüren, so geben Sie bei der Einatmung einen leichten Druck, dann wird es deutlicher!

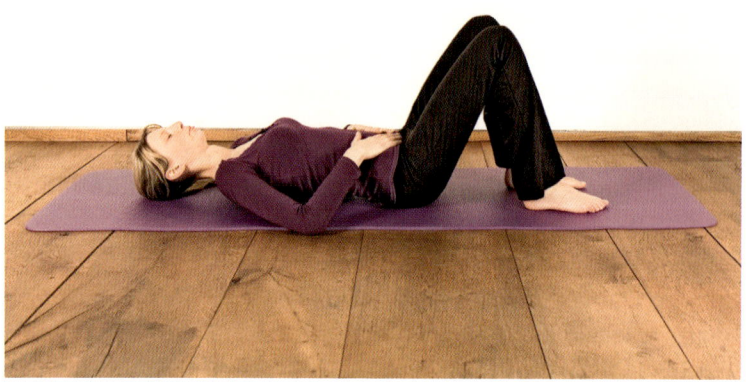

Abb. 5: Traumhand, Atemwahrnehmen

- Jetzt legen Sie überall, wo Sie wollen, Ihre Hände hin und „sehen nach", ob Sie dort eine Bewegung durch die Atmung verspüren. Haben Sie das Gefühl, die Atmung würde irgendwo stocken, so legen Sie Ihre Hand dorthin und sprechen innerlich z. B. so: „Liebe Atmung, auch hier – z. B. unter dem rechten Rippenbogen – darfst du dich ausbreiten."
- Nehmen Sie auch wahr, wie sich die Atemwelle nach unten ausdehnt und bei der Ausatmung der Beckenboden wieder nach oben steigt. Fühlen Sie mit der Hand nach. Verstärken Sie das Hochsteigen des Beckenbodens während der Ausatmung, indem Sie auf „chchch" ausatmen. Verspüren Sie einen deutlicheren Sog auf den Beckenboden bei der Ausatmung als zuvor?
- Zum Schluss kommt ein ausgiebiges Dehnen, Räkeln und Gähnen.

## Die äußere Beckenbodenschicht

Die erste Aufgabe besteht darin, die Muskeln der äußersten Beckenbodenschicht in Aktion zu bringen. Zur äußeren Muskelschicht gehören die Muskeln der Acht, mit denen Sie „zwinkern" können (siehe erste Übung). Die Ausdehnung dieser Schicht entspricht der Größe einer Slipeinlage, nur ist sie wie eine liegende Acht geformt.

Die leichten Weckübungen können Sie unbemerkt in allen Alltagssituationen ausführen. Wenn

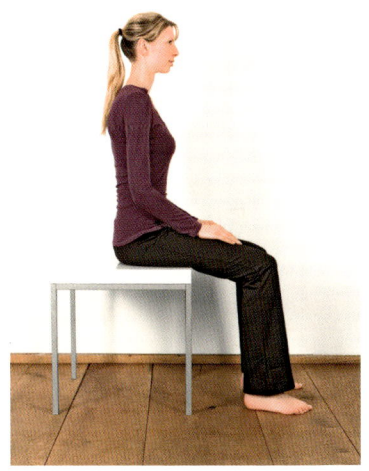

Abb. 6: Korrekter Sitz

Ihr Gegenüber es nicht bemerkt, waren Sie perfekt! Und: Genießen Sie die Leichtigkeit dieser Weckübungen – Muskelkater soll es nicht geben!

### Übung 1: Zwinkern

**1. Start**

Setzen Sie sich aufrecht auf einen Hocker oder harten Sitzball. Die Füße sind im beckenbreiten Abstand, die Sohlen haben Bodenkontakt. Halten Sie den Kopf so, als trügen Sie eine Krone auf dem Haupt, und lassen Sie die Schultern und Schulterblätter los. Die Hände dürfen auf den Oberschenkeln ruhen (Abb. 6).

**2. Übungsablauf**

■ Atmen Sie weich ein und aus. Stellen Sie sich vor, Sie würden mit Ihren Schamlippen ein Seidentuch fassen und anheben (mit der Ausatmung) und wieder loslassen (mit der Einatmung). Also kurz die Schamlippen anticken und loslassen. Stellen Sie sich nun noch ein Metronom vor, das dazu den Takt angibt.

■ Am Ende verstärken Sie das Anspannen und halten die Spannung etwas länger. Die folgende Pause ist genauso lang wie zuvor die Anspannung. Sie spüren eine leichte Anspannung im U-Muskel, dem vorderen Teil der Acht.

**3. Wie oft?**

Über eine Minute ein kurzer Spannungswechsel „mit Metronom", dann halten – Pause. Beliebig oft bei jeder Gelegenheit wiederholen.

**4. Tipp**

Bauch-, Bein- und Gesäßmuskulatur werden dabei nicht angespannt, lediglich ein leichter Zug über dem Schambein ist wahrnehmbar.

### Übung 2: Hüsteln

**1. Start**

Korrekter Sitz auf Hocker oder Sitzball (s. Übung „Zwinkern", S. 53, Abb. 6).

**2. Übungsablauf**

■ Legen Sie anfangs Ihre Finger auf den Damm (= Muskelhaltekreuz) und spüren Sie, wie sich der Damm beim Husten/Hüsteln nach unten bewegt und wie Sie ihn danach anheben können. Nun spielen Sie ein wenig damit: Einatmen → der Dammpunkt bewegt sich nach unten, Ausatmen → der Dammpunkt steigt nach oben.

- Nicht vergessen: Sie behalten Ihre „Krone" auf dem Kopf und verlängern das Steißbein nach unten Richtung Boden. So ist der
Rücken stets langgestreckt.

### 3. Wie oft?

Zuerst ausprobieren, dann 3–5 x.

### 4. Tipp

Beim Anspannen wird nicht der gesamte Rücken einschließlich Schultern angespannt. Je sanfter die Beckenbodenarbeit gelingt, desto besser. Die Übung „Hüsteln" zeigt Ihnen deutlich, wie Hals (Kehlkopf),
Atmung/Zwerchfell und Beckenboden gemeinsam schwingen!

### Übung 3: Schnüren

### 1. Start

Korrekter Sitz auf Hocker oder hartem Sitzball (s. Übung „Zwinkern",
S. 53, Abb. 6).

### 2. Übungsablauf

- Nun stellen Sie sich die hintere Schleife der Acht vor. Dort liegt Ihr
Afterschließmuskel. Mit der nächsten Ausatmung schnüren Sie diesen zu und heben ihn an! Die hintere Schleife der Acht wird kleiner.
- Lösen Sie die Spannung bei der nächsten Einatmung vollständig.
- Wenn Ihnen die folgende Visualisierung hilft, so stellen Sie sich
vor, unter Ihrem After lägen einige Reiskörner, die Sie (mit der Ausatmung) in den After aufsaugen. Mit jeder Einatmung sollten Sie
die Reiskörner wieder hergeben.

### 3. Wie oft?

Nur wenige Male über einige Atemzüge, solange die Bewegung noch
mühelos ausgeführt werden kann.

### Übung 4: Die liegende Acht

**1. Start**

Korrekter Sitz auf dem Hocker oder harten Sitzball (s. Übung „Zwinkern", S. 53, Abb. 6).

**2. Übungsablauf**

- Stellen Sie sich die Muskelschlingen der äußeren Beckenbodenschicht vor, die in Form einer Acht Harnröhre, Scheide und After umschließen.
- Nun „zwinkern" und „schnüren" Sie im Wechsel in flottem Tempo (am besten mit einem Taktgeber, z. B. einem Metronom).
- Mit der Ausatmung ziehen Sie gleichzeitig den vorderen Anteil der Acht zum Damm hin und den hinteren Anteil zum Damm hin, indem Sie die Anspannung langsam verstärken. Dabei werden Sie merken, wie sich der Damm mit anhebt und die Acht verkleinert. Mit der Einatmung geht die Acht in ihre ursprüngliche Form zurück.

**3. Wie oft?**

In flottem Wechsel die vordere und hintere Schleife anspannen, so lange es gut tut, dann in langsamem Tempo 3–5 x.

**4. Tipp**

Sparen Sie die Anstrengung in den übrigen Muskeln und lenken die Energie nur zum Beckenboden!

### Übung 5: Küssen

**1. Start**

Korrekter Sitz auf Hocker oder hartem Sitzball (s. Übung „Zwinkern", S. 53, Abb. 6).

## 2. Übungsablauf

Sie haben richtig verstanden, auch mit dem Beckenboden können Sie küssen! Beckenboden und Mund reagieren nämlich auf ähnliche Weise. Sie merken es, wenn Sie Ihren Mund zu einem Kuss formen und den Kuss knallend in die Luft werfen. Wie hat der Beckenboden gerade reagiert? Diese kleine Kontraktion in der äußeren Beckenbodenschicht, besonders um die Scheide herum, führen Sie aus, indem Sie eine Sekunde lang anspannen und eine Sekunde lang entspannen.

## 3. Wie oft?

Beliebig oft, so oft es gut tut! 20 – 30 x in einem Satz sind erlaubt.

## 4. Tipp

Das „Küssen" erhöht die Empfindungsfähigkeit und Durchblutung im Scheidenbereich. Sie fügen es nicht nur in Ihr Übungsprogramm ein, sondern dürfen auch beim Sex den Penis Ihres Partners mit dem Beckenboden „küssen"!

## Die mittlere Beckenbodenschicht

### Übung 1: Spannung aktiv

#### 1. Start

Setzen Sie sich auf einen Stuhl oder Hocker mit einer geraden Sitzfläche. Sie darf ein wenig gepolstert sein oder Sie legen sich ein gefaltetes Handtuch unter. Beine und Füße stehen parallel, die Füße sind hüftbreit auseinander. Spüren Sie intensiv in Ihre Fußsohlen, als wollten Sie Wurzeln in den Boden treiben (Abb. 6).

## 2. Übungsablauf

- Wenn Sie sich jetzt aufrecht hinsetzen, sollten Sie sich genau über den Sitzbeinhöckern aus- und aufgerichtet haben. Der Rücken ist lang, der Kopf thront über den Schultern. Auf dem Kopf sitzt genau am Scheitelpunkt (Kronenpunkt) eine schöne Krone, die Sie stolz tragen! Die Schultern sinken nach außen unten.

- Spüren Sie Ihre Sitzbeinhöcker? Legen Sie beide Handinnenflächen unter die Sitzbeinhöcker und schaukeln Sie etwas vor und zurück, um die Knochen, auf denen Sie sitzen, genau zu spüren (Abb. 7). Sobald Sie die Sitzbeinhöcker gespürt haben, können Sie die Finger wieder wegziehen und die Hände entspannt auf die Oberschenkel legen.

- Schwer wie zwei Kieselsteine sollten die Sitzbeinhöcker nun in den Sitz hineinsinken. Auch Ihr Steißbein lassen Sie Richtung Boden sinken.

- Stellen Sie sich die mittlere Beckenbodenschicht genau vor, wie sie sich wie ein Dreieck zwischen den Sitzbeinhöckern und dem Schambein ausdehnt, und lassen Sie den Beckenboden sinken.

- Aus dieser Stellung heraus die Sitzbeinhöcker zur Mitte ziehen, der Damm hebt sich dabei an. Haben Sie bemerkt, wie sich automatisch zuvor Ihre drei Öffnungen (Harnröhre, Scheide, After) geschlossen haben?

- Achtung: Nicht mit dem großen Gesäßmuskel die Sitzbeinhöcker zusammenschieben oder dem Bauch pressen, sondern die Sitzbeinhöcker mit den Beckenbodenmuskeln zusammenziehen!

- Optimal ist es, wenn Sie die Spannung dieses „Sitzbeinhöcker-Zusammenziehens" im vorderen Beckenbodenbereich wahrnehmen (zwischen Damm und Schambein). Die richtige Bewegung ist klein, aber fein! Wenn Sie möchten, kontrollieren Sie mit den Händen nach.

■ Und nun geht es richtig los: Sitzbeinhöcker zum Damm ziehen – Damm anheben – loslassen – und gleich wieder zum Damm ziehen. Zuerst langsam (3–5 Sekunden) anspannen, dann 6–10 Sekunden Entspannungspause. Dann schneller.

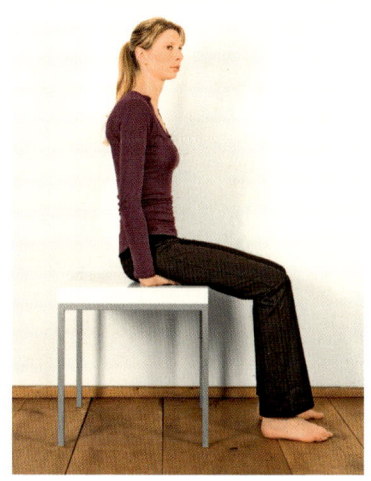

**3. Variation**

Mit der Zeit den Beckenboden zunächst voll in Spannung bringen, dann ein wenig loslassen und gleich wieder anspannen. Je nach Kraft 5–20 x wiederholen. Das

Abb. 7: Spannung aktiv

wird ein richtiges Pulsieren mit dem Beckenboden! Abschließend voll anspannen und sehr behutsam alle Spannung lösen. Eine lange Pause folgt.

**4. Wie oft?**

Wenn Sie lange anspannen, vielleicht sogar pulsieren: 4–6 x. Das schnelle Anspannen beliebig oft wiederholen. Sie können die Übung überall, wo es möglich ist, in den Alltag einbauen, ob am Esstisch, im Büro, beim Autofahren oder wenn Sie auf einer Bank am Spielplatz sitzen. Jeden Tag 10–20 x wiederholen.

**5. Tipps**

■ Verbinden Sie „Spannung aktiv" mit der Atmung: Ein- und Ausatmen, beim Einatmen lassen Sie den Beckenboden weich zur Sitzfläche sinken, und beim Ausatmen heben sie den Damm an und nehmen den Zug von den Sitzbeinhöckern nach innen auf.

- Wenn Sie schon länger anspannen und eventuell pulsieren können, so beginnen Sie ebenfalls die Anspannung mit der Ausatmung und atmen dann einfach weiter bis zum Ende der Anspannung. Nur eines ist tabu: mit dem Atmen aufzuhören!

### Übung 2: Sitzbeinpendel

**1. Start**

Aufrechter Sitz genau über dem Sitzbeinhöcker auf einem Stuhl, den Po auf das vordere Drittel der Sitzfläche platzieren. Die Beine sind hüftbreit geöffnet, die Knie stehen genau über den Füßen. Verankern Sie die Fußsohle gut am Boden. Setzen Sie Ihre „Krone" auf, öffnen Sie die Schultern nach außen unten und lassen Sie das Steißbein und die Sitzbeinhöcker zum Boden sinken (Abb. 6).

**2. Übungsablauf**

- Nehmen Sie etwas Rücklage ein und verlagern Sie Ihren Schwerpunkt nach hinten. Sie spüren die Hauptbelastung nun hinter den Sitzbeinhöckern. Richten Sie sich jetzt ein wenig mehr nach vorne auf, so liegt die Hauptbelastung vor dem Sitzbeinhöcker auf dem Oberschenkel. Nun setzen Sie sich wieder aufrecht hin und spüren die Schwere Ihrer Sitzbeinhöcker.
- Rollen Sie auf dem Sitzbeinhöckern noch ein paar Mal vor und zurück. Dabei bewegen Sie Ihr Becken, lassen aber den Oberkörper ruhig und aufrecht. Wiederholen Sie das mindestens 12 x.
- Ein- und ausatmen, einatmen und die Sitzbeinhöcker auseinanderdehnen, um das Becken vorzukippen. Dann mit der beginnenden Ausatmung die Sitzbeinhöcker zueinander ziehen, um das Becken aufzurichten und dann nach hinten zu verlagern.
- Verlieren Sie nicht den Bodenkontakt mit den Fußsohlen und beobachten Sie, wie beim Zusammenziehen der Sitzbeinhöcker diese nach vorne wandern und sich Ihre ganze Vorderseite aufrichtet!

**3. Wie oft?**

12 x.

**4. Tipp**

Es gibt Muskeln im Körper, die mit den Beckenbodenmuskeln zusammenspielen (Synergisten), deshalb können bei dieser Übung Oberschenkel, Bauch- und untere Rücken- und Gesäßmuskeln mitarbeiten. Keine aktiven Mitspieler des Beckenbodens sind jedoch die Schultermuskeln! Deshalb legen Sie zur Entlastung der Schultern die Hände auf den Oberschenkeln ab und senken die Schultern nach hinten unten.

## Die innere Beckenbodenschicht

### Übung 1: Den Fächer bewegen

**1. Start**

Aufrechter Sitz auf einem Stuhl oder Hocker wie bei den vorhergehenden Übungen. Legen Sie eine Hand auf das Brustbein und die andere Hand auf den Bauchnabel.

**2. Übungsablauf**

- Rufen Sie ein Bild Ihrer innersten Beckenbodenschicht wach, die sich wie ein Fächer zwischen Steißbein, den seitlichen Knochen und dem Schambein ausbreitet. Das Steißbein ist der Griff des Fächers. Von ihm strahlen die Muskelpaare zu den verschiedenen Ansatzstellen innerhalb des Beckens aus.
- Sie atmen ein und stellen sich vor, wie sich der Fächer weitet. Beim Ausatmen nehmen Sie wahr, wie der Fächer enger wird. Saugen Sie beim nächsten Ausatmen den Beckenboden noch mehr gegen die Schwerkraft bauchwärts.

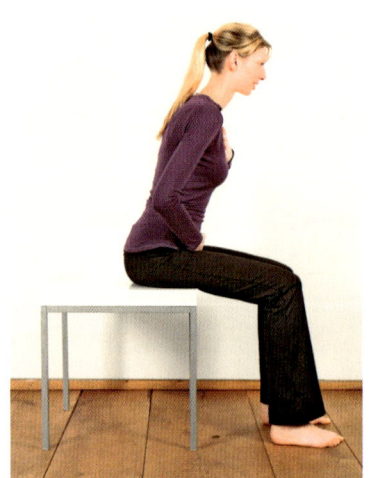 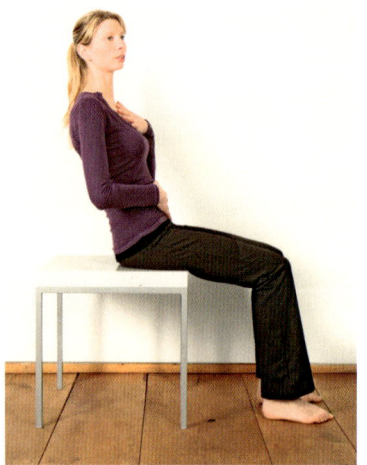

Abb. 8: Der Fächer nach vorne – Einatmung

Abb. 9: Der Fächer nach hinten – Ausatmung

- Beugen Sie aus dem Hüftgelenk das Becken mit dem ganzen Oberkörper nach vorne. Dies weitet den Fächer aus. Neigen Sie sich so weit nach vorne, bis der Fächer sich maximal ausdehnt. Dabei bleibt der Abstand zwischen Ihren beiden Händen unverändert, da Sie sich mit kerzengeradem Rücken vorneigen (Abb. 8).
- Nun kehren Sie in die aufrechte Sitzhaltung zurück und beobachten das Verengen des Fächers. Versuchen Sie auch, aktiv den Fächer zu verengen, und neigen sich jetzt mit dem Becken und geradem Rücken zurück – schon verkleinert sich der Fächer ein weiteres Stück (Abb. 9).
- Wiederholen Sie diesen Prozess des Vor- und Rückschaukelns mindestens 10 x, bis Sie die Muskeln des Beckenbodens als Fächer in voller Aktion visualisieren können.

### 3. Variation

Einatmen und mit geradem Rücken vorneigen (= Fächer weitet sich), ausatmen und sich soweit wie möglich unter Aktivierung aller Becken- bodenmuskeln und mit gestrecktem Rücken zurückverlagern (= Fächer verengt sich). Sie merken, wie beim Vorverlagern besonders die Rücken muskeln arbeiten und beim Zurückverlagern die Bauchmuskeln. Ebenso haben sich die drei Öffnungen geschlossen, und die Sitzbein- höcker ziehen zusammen und nach vorne. Beim Rückverlagern zieht das Steißbein zum Schambein und das Schambein zum Bauchnabel.

### 4. Wie oft?

Drei Sätze mit je zehn Wiederholungen.

### 5. Tipp

Bleiben Sie „groß", halten Sie den Rücken unter Zug und spüren Sie die Kraft des unteren Rückens und Bauches.

## Die Beckenbodenmuskeln im XXL-Paket

### Die XXL-Übung

Mit dieser Übung fassen Sie die drei Muskelschichten in einer Übung zusammen. Es ist eine echte Basisübung für jedes Beckenbodentrai- ning. Sie wird im Folgenden aus dem Hockersitz beschrieben, lässt sich aber entsprechend im Liegen oder Vierfüßlerstand und jeder anderen Körperhaltung ausführen.

### 1. Start

Aufrechter Sitz auf einem Hocker oder Stuhl, dessen horizontale Sitzflä- che so hoch ist, dass die Oberschenkel waagerecht sind. Die Füße stehen hüftbreit, die Sohlen haben Bodenkontakt. Sitzbeinhöcker orten (evtl. mit Fingern nachfühlen) und sich genau darüber aufrichten (Abb. 7).

### 2. Übungsablauf

- Lassen Sie den Kronenpunkt nach oben streben, das Steißbein nach unten. Der Rücken ist lang, die Schultern sinken entspannt nach unten. Eine Hand liegt an der Oberkante des Schambeins, die andere auf dem Kreuzbein – sich den Beckenboden zwischen den beiden Händen aufgespannt vorstellen.

- Wenn es unbequem ist, können die Hände auf den Oberschenkeln ruhen.

- Nun aktivieren Sie alle drei Muskelschichten der Reihe nach. Beginnen Sie jede Anspannung mit der Ausatmung und verbinden Sie die Entspannung stets mit der Einatmung. Wenn Sie länger die Spannung aufbauen und halten, als Sie ausatmen, so atmen Sie einfach weiter – nur sollten Sie nie die Luft anhalten!

- Schließen Sie die untere Beckenbodenschicht (die Acht) zwischen Steißbein und Schambein zu ihrem Zentrum, dem Dammpunkt, hin an und lassen Sie sie wieder los.

- Schließen Sie erneut die äußere Beckenbodenschicht und dazu die mittlere Schicht (das vordere Dreieck), indem Sie den Beckenboden weg von den Sitzfläche in sich hineinheben und die Sitzbeinhöcker zur Mitte ziehen. Diese Bewegung geht nach innen und oben.

- Ziehen Sie die Spannung hoch zur Oberkante des Schambeins und verschließen Sie dabei Blase und Scheide. Das Schambein rollt jetzt automatisch Richtung Nabel. Halten Sie die Spannung einen Moment, dann lösen Sie sie wieder.

- Beginnen Sie von vorn: den untersten Muskelstrang zur Mitte hin zusammenziehen, das vordere Dreieck nach innen hochziehen, die Sitzbeinhöcker zur Mitte ziehen, das Steißbein Richtung Schambein ziehen, das Schambein Richtung Nabel rollen, jetzt diese Spannung halten. Ihr Oberkörper bleibt dabei gerade aufgerichtet. Verstärken Sie die Spannung mit der Vorstellung, den Dammpunkt innen am Kreuzbein hochzuziehen, und richten Sie dabei das

Becken auf. Atmen Sie dabei weiter und halten Sie die Spannung solange wie möglich.

- Dann können Sie die Spannung langsam und vollständig lösen, den ganzen Körper lockern und räkeln.
- Machen Sie eine kleine Pause, die doppelt so lange wie die Anspannung sein sollte. In dieser Zeit werden die Muskelfasern gut durchblutet und mit neuer Energie versorgt.
- Führen Sie die XXL-Übung 3 x aufmerksam durch.
- Abschließend „zwinkern" Sie zur Entspannung mit dem Beckenboden.

### Kontrollieren Sie die Wirkung der XXL-Übung

Bei dieser Übung findet eine Vernetzung der Beckenbodenmuskulatur mit der gesamten Rückenmuskulatur statt, die jeden Wirbel und die gesamte Wirbelsäule schützen, stützen und beweglich halten. Durch die perfekte Aufrichtung des Beckens kommen auch die tiefen Bauch- und Becken- und Beinmuskeln zum Einsatz. Vorne am Unterbauch über dem Schambein tritt der kleine Pyramidenmuskel in Aktion, der die Verbindung zwischen Bauchmuskeln und Beckenbodenmuskeln herstellt. Nicht nur, dass Sie bei dieser Übung ein paar Zentimeter „wachsen", Sie können mit Ihren Händen nachfühlen, wie

- sich die Strecke zwischen Schambein und Steißbein (wenn eine Hand da liegt) verkürzt (→ Stütze und Halt für die Beckenorgane!),
- die Hüften schmaler werden und eine winzige Anspannung und Außendrehung an den Oberschenkeln zu spüren ist (→ Entlastung für die Hüften!).

Legen Sie nun auch die Hände an das obere Becken an der Verbindung Kreuzbein – Beckenschaufeln (Iliosakralgelenk, ISG), so werden Sie bemerken, wie es hier weiter wird (→ Entlastung für die Nervenwurzeln).

**3. Variation**

Wenn Sie den Dammpunkt soweit innen hochgehoben haben, wie es Ihnen möglich ist, so pulsieren Sie, d. h. 10 % der Spannung lösen und gleich wieder die größtmögliche Anspannung aufbauen. Geht das 5 x, 10 x oder öfter?

**4. Wie oft?**

3 x ausführen, nach jeder Ausführung eine Pause einlegen, die doppelt so lange wie die Anspannungsphase ist. „Zwinkern" Sie danach noch 20 – 30 x.

**5. Tipps**

■ Wenn Ihnen das aufrechte Sitzen anfangs schwerfällt, können Sie vor einer Wand üben und den Rücken an einen Luftballon oder Sitzball lehnen.

■ Diese Übung lässt sich leicht und oft im Alltag machen – immer wenn Sie sitzen. Wenn Sie auf Stühlen mit Lehne üben, so rutschen Sie einfach auf das vordere Drittel der Sitzfläche.

# Schritt 2: Einfache Übungen für Beckenboden, Rücken, Beine, Po und Bauch

## Becken und Rücken in Bewegung

Die Bewegungen des Beckens sind von Beckenbodenbewegungen zu unterscheiden – aber ohne ein dynamisches Becken erreichen Sie schwerlich einen aktiven Beckenboden. Außerdem werden durch die folgenden Übungen Blase, Harnröhre und Gebärmutter bewegt. Der ganze Darm wird verschoben, die Durchblutung und Wahrnehmung angeregt. Auch Nerven, die von Lendenwirbelsäule, Kreuz- und Steißbein nach vorne zu den Organen des Beckens ziehen, werden angeregt und mobilisiert. Diese Übungen sind eine ausgezeichnete Mobilisierung und kleine Massage für den vom vielen Sitzen verspannten unteren Rücken.

### Übung 1: Die Beckenuhr

**1. Start**

Legen Sie sich auf den Rücken und stellen Sie die Beine hüftbreit auf. Die Arme liegen gelöst neben dem Körper, auch die Schultern sinken entspannt in den Boden. Wenn es für Sie bequemer ist, können Sie den Kopf mit einem kleinen Kissen stützen.

**2. Übungsablauf**

- Stellen Sie sich vor, unter Ihrem Kreuzbein liegt das Zifferblatt einer Uhr: Die „12" befindet sich am Oberrand des Kreuzbeins, nach unten am Beginn des Steißbeins liegt die „6", zur rechten Beckenhälfte die „9", zur linken Beckenhälfte die „3".
- Rollen Sie Ihr Becken aufwärts von der „6" zur „12". Dabei verkürzt sich der Bauch, und der Rücken drückt gegen die Unterlage. Das Schambein nähert sich dem Bauchnabel (Abb. 10). Nun wandert der Druck nach unten auf die „6" zum Steißbein (Abb. 11).
- Dieses Wechselspiel vollführen Sie so lange, bis es mit Leichtigkeit geht. Ruhen und nachspüren, was sich verändert hat.
- Schaukeln Sie jetzt sanft zwischen der „3" und der „9" hin und her, bis auch dies mit Leichtigkeit geschieht. Bemerken Sie, was sich bewegt, was sich verändert und ruhen danach.
- Nun kreisen Sie das Becken im Uhrzeigersinn und tippen der Reihe nach die Ziffern 6 – 9 – 12 – 3 an. Lassen Sie dabei den Atem ganz gelöst fließen! Danach wechseln Sie die Richtung und kreisen gegen den Uhrzeigersinn.

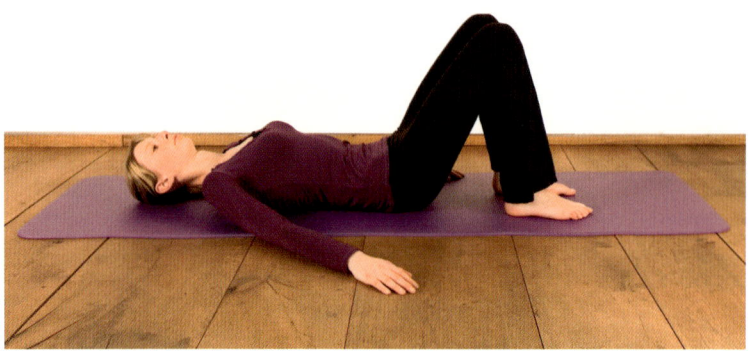

Abb. 10: Die Beckenuhr – das Becken rollt auf die 12

- Genießen Sie, wie das Kreuzbein dabei massiert wird. Wie weit spüren Sie die Bewegung durch den Körper gehen?
- Ruhen Sie und spüren Sie, was geworden ist.

### 3. Variation
Wenn Sie auf die „12" und „6" gehen, kommt dazu der Bewegungsimpuls aus dem Beckenboden? Druck auf die „12" = Beckenboden anspannen, Druck auf die „6" = Beckenbodenspannung lösen.

### 4. Wie oft?
4 – 6 x in jede Richtung oder so lange, bis ein Gefühl von Leichtigkeit entstanden ist.

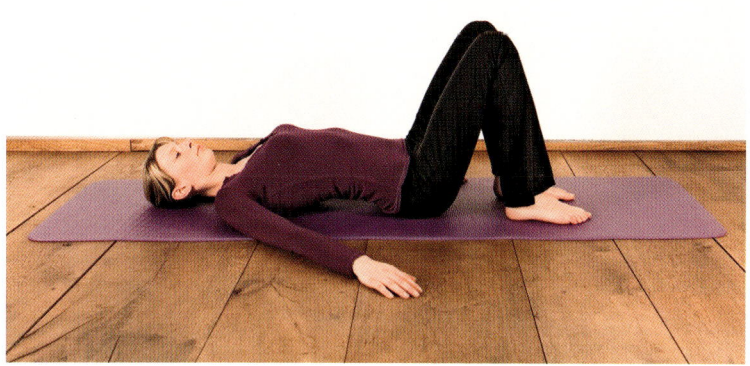

Abb. 11: Die Beckenuhr – das Becken rollt auf die 6

### 5. Tipp

Achten Sie darauf, dass die Bewegungen fließend ineinander über-
gehen. Lassen Sie die Atmung bei den kleinen Bewegungen gelöst
fließen. Genießen Sie die Rückenbewegung und -massage.

### Übung 2: Der Anker

In Zusammenarbeit mit den Füßen funktioniert der Beckenboden
noch viel besser; das hängt mit den sich gegenseitig verstärkenden
Muskelgruppen zusammen. Die folgenden Übungen lassen sich sehr
gut überall dort ausführen, wo Sie Platz zum Sitzen haben: im Büro,
im Konzert, im Auto vor der roten Ampel.

### 1. Start

Korrekte Sitzhaltung (wie beim „Zwinkern", s. S. 53) auf Stuhl oder
Hocker einnehmen. Die Füße stehen hüftbreit auf dem Boden (Abb. 6).

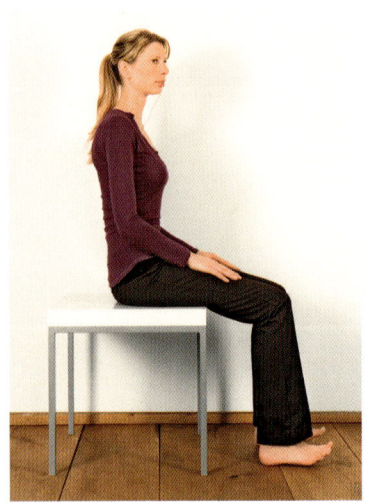 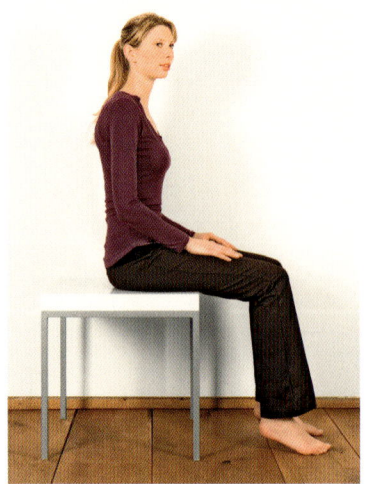

Abb. 12: Der Anker, Fersendruck    Abb. 13: Der Anker, Vorfußdruck

### 2. Übungsablauf

- Drücken Sie beide Fersen nach unten, wobei die Groß- und Klein-zehenballen wie mit Druckknöpfen am Boden verhaftet bleiben (Abb. 12).
- Spüren Sie, wie besonders der hintere Teil des Beckenbodens sich schließt. Sie können es gar nicht verhindern, wohl aber verstärken, indem Sie die Sitzbeinhöcker zur Mitte ziehen. Bewahren Sie Ihre aufrechte Haltung dabei! Stellen Sie sich vor, Sie hätten Strümpfe mit Naht an, und jedes Mal läuft die Spannung von der Ferse bis zu den Sitzbeinhöckern an dieser Naht hoch.
- Lösen Sie die Spannung so, dass die Spannung von den Sitzbein-höckern die Strumpfnaht hinunter bis zu den Fersen geht, bis sie ganz in den Boden versinkt. Spannung und Entspannung wechseln sich ab!
- Wenn Sie mögen, dürfen Sie die Anspannung mit dem Ausatmen einleiten und die Entspannung mit der Einatmung verbinden.

### 3. Variation
Probieren Sie den gleichen Ablauf mit Vorfußdruck aus (Abb. 13). Sie können merken, wie dabei der vordere Teil des Beckenbodens mehr angesprochen wird.

### 4. Wie oft?
Je nach Intensität und Gefühl ca. 4 – 6 x.

### 5. Tipp
Bewahren Sie Ihre aufrechte Haltung, indem Sie die Krone auf den Kopf behalten und das Steißbein zum Boden verlängern. Und den Atem nicht anhalten!

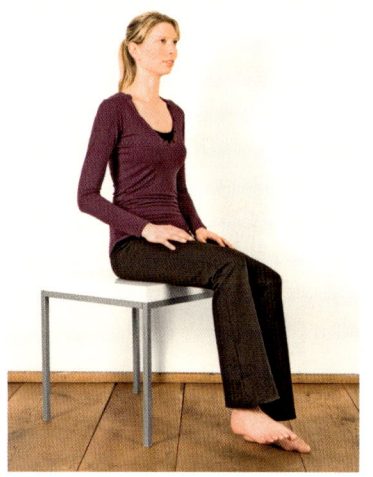

Abb. 14: Anker lichten

### Übung 3: Anker lichten

#### 1. Start
Sitz auf dem Stuhl (Abb. 6, s. „Zwinkern", S. 53).

#### 2. Übungsablauf
- Wie bei der Übung „Anker" beginnen. Nun drücken Sie abwechselnd die rechte und die linke Ferse in den Boden und beobachten Sie, während Sie die andere Seite jeweils lösen, wie Ihr rechter und linker Beckenboden abwechselnd aktiviert werden.
- Verstärken Sie die Aktivität, indem Sie ganz bewusst einen Sitzbeinhöcker zum Damm ziehen. Dann lösen Sie die Anspannung, ziehen auf der anderen Seite den Sitzbeinhöcker zur Mitte und stoßen die Ferse nach unten.

### 3. Variation

Rechte Ferse in den Boden schieben, dann den rechten Fuß mit der Kraft des Beckenbodens kurz hochheben, indem Sie ganz bewusst den rechten Sitzbeinhöcker zum Damm ziehen. Lösen Sie die Anspannung wieder und ziehen Sie nun den linken Fuß auf die gleiche Weise hoch. Immer wieder wechseln (Abb. 14). **Achtung:** Wenn dabei die Oberschenkelmuskulatur anspringt, ist diese Variation noch zu schwer für Sie. Bleiben Sie vorerst bei der Grundübung!

### 4. Wie oft?

Drei Sätze mit je 8 – 10 Wechseln bzw. wie es Ihnen gut tut.

### 5. Tipp

Achten Sie darauf, dass Sie die Bewegungen durch Muskelkraft und nicht durch Gewichtsverlagerung von einer Seite zur anderen zustande bringen. Die Atmung nicht anhalten!

### Übung 4: Aufstehen mit Hüftschwung

Wie oft stehen Sie jeden Tag vom Sitzen auf dem Stuhl oder ähnlichem auf? Beobachten Sie sich einmal, *wie* Sie das machen. Geschieht es mit Muskelkraft, mit Schwung oder ist es mehr ein Sich-Hochquälen?

Hier können Sie einüben, wie Sie mit Muskelkraft aus der Körpermitte aus dem Sitz hochkommen. Es ist zwar schön, mit Schwung hochzukommen, aber manchmal übertönt das nur eine Beckenbodenschwäche: Der Beckenboden wird dabei nach unten gedrückt, und der Rücken ist auch nicht begeistert. Wenn Sie jedoch die Kraft aus dem Becken nutzen, kommen Sie auch ohne Schwung oder Druck auf den Beckenboden hoch.

Das „Aufstehen mit Hüftschwung" ist besonders wichtig, wenn Ihr Beckenboden geschwächt ist, z. B. nach der Geburt, nach gynäkologischen Operationen oder bei Erkrankungen. Sie erhalten Ihre Kraft im Schritt, indem Sie den Beckenboden bei jedem Aufstehen und Hinsetzen aktivieren. Um sich im Alltag immer wieder an den Beckenbodeneinsatz zu erinnern, kleben Sie sich doch einen Erinnerungspunkt (z. B. ein Smiley) dorthin, wo Sie hinsehen und oft aufstehen, z. B. am Telefon oder am Schreibtisch.

Das tägliche Aufstehen und Hinsetzen ist eine perfekte Gelegenheit, Ihren Beckenboden zu aktivieren: Statt Rücken und Beine zu strapazieren, lassen Sie sich von Ihrem Beckenboden beim Aufstehen helfen. Beim Hinsetzen

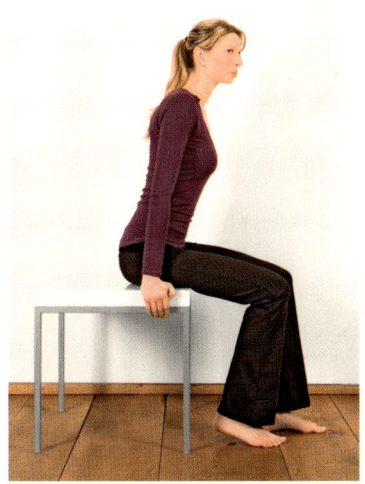

**Abb. 15: Aufstehen mit Hüftschwung, Beginn des Aufstehens**

ersparen Sie Ihrem Beckenboden die Erschütterungen des „Hinunterplumpsens" durch aktiven Einsatz der Beckenbodenmuskeln.

### 1. Start

Setzen Sie sich aufrecht auf die vordere Hälfte des Stuhls. Füße und Knie hüftbreit auseinander, Steißbein nach unten in die Sitzfläche fließen lassen und den Kronenpunkt (Scheitelpunkt) nach oben zur Decke ziehen. Das ist wichtig, damit der ganze Rücken schön lang ist.

### 2. Übungsablauf

- Aktivieren Sie nun den U-Muskel, ziehen Sie die Sitzbeinhöcker zusammen und lassen Sie das Steißbein nach unten sinken. Neigen Sie den Oberkörper leicht nach vorne, wobei Oberkörper und Becken in einer Linie bleiben (Abb. 15).

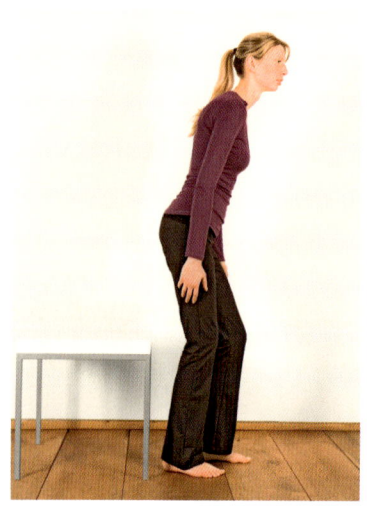

**Abb. 16: Aufstehen mit Hüftschwung bzw. Beginn des Rückwegs/Hinsetzen**

- Sie spüren den verstärkten Druck auf die Füße und lassen sich nun kraftvoll von den Füßen in die Höhe befördern.
- Geben Sie sich mit einer kräftigen, schnellen Beckenbodenaktivität einen Schubs, der Sie nach oben bringt. Stellen Sie sich vor, Sie haben da ein richtiges Kraftpaket und gehen wie eine Rakete hoch (Abb. 16).
- Vor Beginn des Aufstehens einatmen und mit der Ausatmung den Beckenboden aktivieren und hochkommen. Helfen Sie Ihrem Beckenboden mit einem hörbaren „chchch", „fff", „ups" oder „hopp"!
- Oben angekommen Spannung lösen und normal weiteratmen und die normale Tätigkeit fortsetzen.
- Am Anfang ist es wichtig, sich vor dem Aufstehen ein Bild von dem Bewegungsablauf zu machen. Später ist es verinnerlicht und kommt automatisch mit jedem Auftreten zum Tragen.
- Nun treten Sie den Rückweg an, indem Sie sich zunächst auch davon ein inneres Bild aufbauen und es dann kontrolliert ausführen.
- Mehrmals durch die Nase aus- und einatmen und sich mit beginnender Ausatmung hinsetzen; Oberkörper leicht nach vorne neigen, Beckenboden aktivieren und sich vorstellen, das Steißbein werde zur Sitzfläche hingezogen (Abb. 16). Das verhindert das Plumpsen, schont den Rücken und sieht außerdem viel eleganter aus!

### 3. Variationen

- Wenn es für Sie die bessere Position ist, platzieren Sie die Füße vor dem Aufstehen in Schrittstellung, also einen Fuß unter dem Stuhl und den anderen in Schrittstellung davor (Abb. 15).
- So können Sie daraus ein kräftiges Bein-Beckenboden-Po-Training machen: Sie beginnen das Aufstehen wie beschrieben und immer, wenn Sie gerade das Gesäß von der Sitzfläche gelöst haben, gehen Sie wieder in die Ausgangsstellung zurück. Wenn es Ihre Kraft erlaubt, wiederholen Sie dies 10–20 x. So gewöhnt sich Ihr Körper an den Bewegungsablauf und verinnerlicht ihn mehr.

### 4. Wie oft?

Am Anfang immer bewusst üben. Wenn es Ihnen von Ihrer Kraft her möglich ist, auch die zweite Variation mehrfach ausführen (10–20 x). Schließlich erfolgt jedes Aufstehen und Hinsetzen auf diese Weise.

## Übungen auf dem Sitzball

Alle diese Übungen bringen den Beckenboden, Rücken und das Becken in Bewegung und vernetzen sie miteinander. Das gibt eine gute Zusammenarbeit!

Der Sitzball, auch Fitball oder Pezziball genannt, ist ein ideales Übungsgerät für das Beckenbodentraining. Sie bekommen ihn in Sportgeschäften und oft auch bei Ihrer Krankenkasse. Es gibt ihn in verschiedenen Größen, denn er muss zu Ihrer Körpergröße passen. Wenn Sie z. B. 170 cm groß sind, benötigen Sie wahrscheinlich einen Sitzball mit 65 cm Durchmesser, wenn Sie kleiner sind, einen mit 53–55 cm Durchmesser. Wenn Sie darauf sitzen, sollten Ihre Fuß- und Kniegelenke in etwa einen rechten Winkel haben. Lassen Sie den Ball an der Tankstelle aufpumpen oder machen Sie es selbst mit einer entsprechenden Luftpumpe.

Bedenken Sie: Der Ball ist kein Stuhl, d.h. Sie haben keine Rückenlehne. Wenn Sie sich am Anfang noch unsicher fühlen, verlagern Sie
Ihr Gewicht von der Sitzfläche zu den Füßen hin. Ihre Füße sind
beim Sitzen gut auf dem Boden verwurzelt und stehen etwa schulterbreit auseinander. Füße und Knie stehen in einer Linie. Probieren Sie
hin und her, bis Sie sich gut ausbalanciert fühlen.
Für mehr Sicherheit auf dem Ball sorgen ABS-Socken, Gymnastik-
schuhe oder nackte Füße.

### Übung 1: Beckentanz

**1. Start**

Setzen Sie sich auf den Sitzball und richten Sie sich auf den Sitzbeinhöckern aus. Die Füße sind gut verankert, und die Knie genau über
den Fersen. Nun die Wirbelsäule gut aufspannen, indem Sie den Kronenpunkt (Scheitelpunkt) nach oben dehnen und das Steißbein nach
unten in den Ball fließen lassen (Abb. 17).

**2. Übungsablauf**

- Tasten Sie zunächst nach Ihrem Steißbein und reiben es ein wenig,
  um dort ein Empfindungsfeld zu schaffen. Dann legen Sie die
  Hände wieder auf den Oberschenkeln ab. Nun bewegen Sie ganz
  vergnügt Ihr Steißbein in jede Richtung – vor, zurück, rechts, links
  und im Kreis. Zeichnen Sie geometrische Formen damit oder was
  Ihnen einfällt!

- Summen Sie dabei oder pfeifen oder singen Sie ein Lied. Das macht
  Spaß und hält den Atem in Fluss.

- Nun ertasten Sie Ihre Sitzbeinhöcker und lassen dann auch diese
  einen vergnügten Tanz in alle Richtungen ausführen (Abb. 18).
  Beachten Sie, wie variationsreich die Sitzbeinhöcker sich bewegen,
  nicht nur vor und zurück, rechts und links: Es kann sich auch ein
  Sitzbeinhöcker nach hinten bewegen, während der andere nach

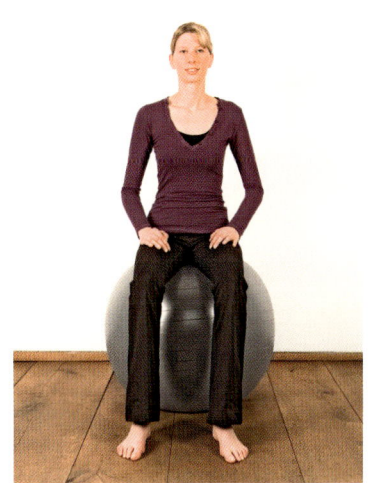

Abb. 17: Beckentanz, von vorne

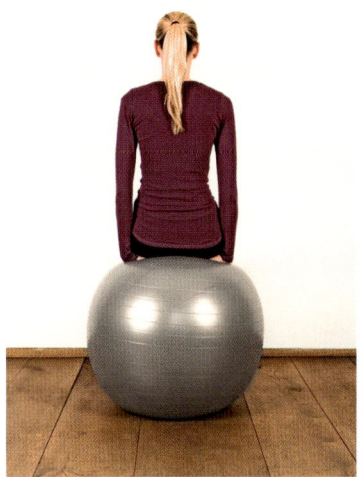

Abb. 18: Beckentanz, von hinten – Sitzbeinhöcker orten

vorne rollt. Und ziehen Sie die Sitzbeinhöcker aufeinander zu und hoch, so ist die mittlere Beckenbodenschicht gleich einbezogen.

■ Lassen Sie Ihre Sitzbeinhöcker doch mal ein „Bild malen"!

### 3. Variation

Spüren Sie, wie es sich anfühlt, wenn Sie kleine rhythmische Antickbewegungen mit Ihrer untersten Beckenbodenschicht – der Acht – ausführen: Zwinkern Sie mit den Schamlippen und verlagern Sie dabei das Gewicht auf dem Ball etwas nach vorne. Schnüren Sie mit dem After und verlagern Sie das Gewicht ein wenig nach hinten. Spielen Sie mit den Möglichkeiten, die unterste Beckenbodenschicht zu bewegen und dabei Harnröhre, Scheide und After zu verschließen. Wechseln Sie zwischen vorne und hinten. Danach brauchen Sie unbedingt eine Ruhepause, denn Muskelfasern wachsen in den Pausen!

**4. Wie oft?**
Folgen Sie Ihrem Gefühl bzw. führen Sie jede Variation ca. 20 x aus.

**5. Tipp**
Die Bewegungen kommen aus dem Beckenboden und niemals aus dem Kreuz. Sie lernen mit dieser Übung, die Strukturen des Beckens zu unterscheiden und zu bewegen.

### Übung 2: Cowboy

**1. Start**
Nehmen Sie auf dem Sitzball Platz und richten Sie sich über den Sitzbeinhöckern aus. Die Füße sind gut verankert und die Knie genau über den Fersen. Nun die Wirbelsäule gut aufspannen, indem Sie den Kronenpunkt (Scheitelpunkt) nach oben dehnen und das Steißbein nach unten in den Ball fließen lassen. Der Kronenpunkt steht exakt über dem Damm. Winkeln Sie Ihre Arme seitlich locker an, die Hände in leichter Zügelhaltung. Die Ellenbogen ziehen schwer nach unten, bis die Schultern tief und weit sind (Abb. 19).

**2. Übungsablauf**

- Wenn Sie sich nicht hundertprozentig sicher sind, wo sich Ihre Sitzbeinhöcker befinden, fühlen Sie noch mal nach (Abb. 18).
- Beginnen Sie nun mit den leichten Antickbewegungen wie beim Beckentanz.
- Verstärken Sie die Bewegungen, indem die Sitzbeinhöcker zur Mitte gezogen werden. Durch das Anspannen der Beckenbodenmuskeln „fliegen" Sie in die Höhe, und beim Entspannen geht's wieder hinunter, ganz wie beim Leichttrab. Das ergibt eine wunderbare Beckenbodenmassage Abb. 19 und 20).
- Auch Ihre kleinen Muskeln an der Wirbelsäule werden gut durchblutet und „massiert".

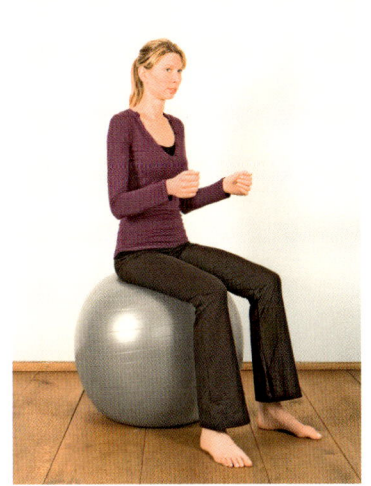

Abb. 19: Cowboy, Startposition

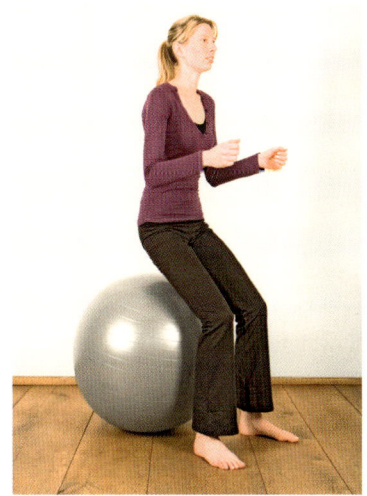

Abb. 20: Cowboy, in die Höhe

## 3. Variationen

■ Sie beginnen mit kleinen rhythmischen Anspannbewegungen und verstärken das Wippen bei jedem zweiten Hochhüpfen auf dem Ball (bei jedem Hüpfer wäre der Rhythmus zu schnell). Ruhen Sie sich anschließend aus, denn das häufige Anspannen erfordert viel Konzentration (z. B. legen Sie sich auf den Rücken und lassen die Unterschenkel auf dem Ball ruhen).

■ Je nach Ihrem Temperament wählen Sie sich ein gemütliches Pferd oder eines, das Sie schnell wie der Wind zur Beckenbodenfitness trägt: Auf geht's!

## 4. Wie oft?

Wippen Sie ca. 20 x oder „reiten" Sie nach Gefühl, solange Sie wollen.

### 5. Tipp

Der Oberkörper ist die ganze Zeit aufgespannt und schaukelt nicht vor und zurück. Die Füße halten Sie fest am Boden. Durch den Wechsel zwischen Dehnung und Anspannung haben Sie ein optimales Training Ihrer Beckenboden- und Rückenmuskulatur. Mit der Zeit brauchen Sie nicht mehr bewusst anzuspannen – es geht dann automatisch!

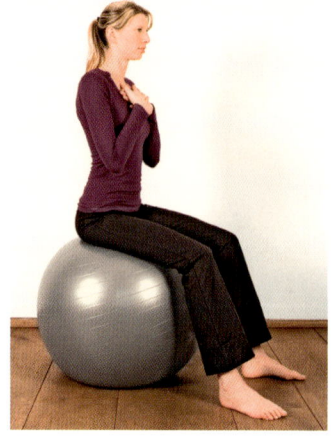

Abb. 21: Hula-Hula, vor – zurück

### Übung 3: Hula-Hula

Sie bewegen das Becken dreidimensional und machen es locker. Alle Anteile des Beckenbodens werden abwechselnd gedehnt, aufgespannt und massiert.

### 1. Start

Sitz auf dem Sitzball wie beim „Beckentanz" (s. S. 76).

### 2. Übungsablauf

Hula-Hula ist wie ein Bauchtanz auf dem Sitzball, bei dem alle Bewegungsinitiative vom Beckenboden ausgeht.

a) Hula-Hula: vor – zurück (Abb. 21)

- Hände verschränkt auf das Brustbein legen, Füße und Beine hüftbreit ausrichten, Kronenpunkt exakt über den Sitzbeinhöckern.
- Die Sitzbeinhöcker rollen den Ball nach vorne, zurück zur Mitte und nach hinten und wieder zur Mitte usw. … der Beckenboden steuert die Bewegung! Sie bemerken den Spannungswechsel in der Beckenbodenmuskulatur.

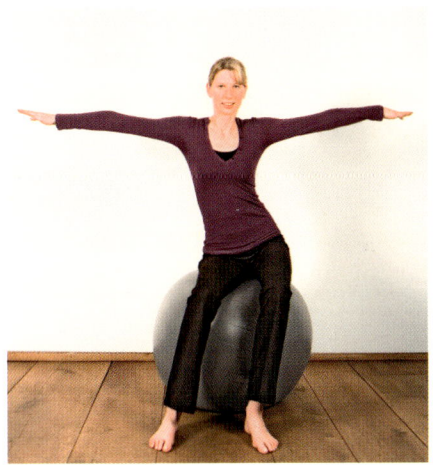 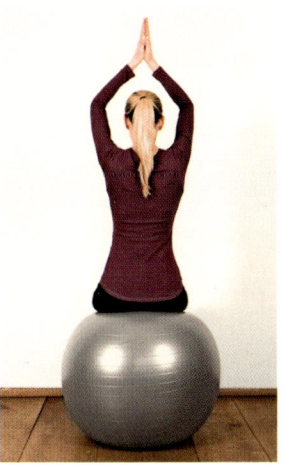

Abb. 22: Hula-Hula, das Becken tanzt nach rechts und links

Abb. 23: Hula-Hula im Kreis, Arme hoch über den Kopf

- In jeder Phase der Übung bleibt die Brustwirbelsäule gestreckt und die „Krone" auf dem Kopf. Nur die Lendenwirbelsäule bewegt sich mit.

b) Hula-Hula: rechts – links (Abb. 22)
- Strecken Sie die Arme seitlich in Schulterhöhe aus, lassen Sie Schultern und Schulterblätter sinken und rollen Sie jetzt den Ball einige Male nach rechts und nach links. Ihr Oberkörper bleibt genau in der Mitte. Nur Ihr Becken tanzt nach rechts und links.
- Dabei geht alle Kraft von den Sitzbeinhöckern aus: Der rechte Sitzbeinhöcker zieht zur Mitte und lenkt alle Kraft nach links, der Ball rollt nach links und umgekehrt zurück und nach rechts …

c) Hula-Hula: im Kreis (Abb. 23)
- Nehmen Sie die Arme hoch über den Kopf und legen Sie die Handinnenflächen aneinander. Diesmal geht es rund, und alle Punkte des Beckenbodens werden nacheinander belastet!

- Der Oberkörper bleibt die ganze Zeit aufgespannt und die Füße gut im Boden verankert. Ziehen Sie die Sitzbeinhöcker zusammen und rollen Sie den Ball mit der Beckenbodenkraft nach vorne, schicken dann die Kraft nach rechts, nach hinten, nach links und wieder nach vorne.
- Beschreiben Sie einen großen Kreis und nehmen Sie wahr, wie die Spannung in der Beckenbodenmuskulatur laufend wechselt.
- Sie beschreiben zunächst den Kreis im Uhrzeigersinn und wechseln dann die Richtung gegen den Uhrzeigersinn.

### 3. Wie oft?
Ca. 5 x in jede Richtung.

### 4. Tipp
Beginnen Sie jede Bewegung/Anspannung mit der Ausatmung und atmen Sie dann normal weiter, d. h. atmen Sie beim Entspannen ein. Wichtig: Nie die Luft anhalten!

### Übung 4: Käfer
Sie benötigen eine Matte (oder Decke) und den Sitzball.
Mit dieser Übung erarbeiten Sie das gute Zusammenspiel zwischen allen rumpfstabilisierenden Muskeln und dem Beckenboden. Die Muskeln des Beckenbodens und Beckens, ebenso der kleine Pyramidenmuskel am Unterbauch werden gekräftigt und gleichzeitig entspannt. Sie üben Beinachse, Oberschenkel und Beinaktivität.

### 1. Start
Sie legen sich in Rückenlage auf eine Matte oder Decke. Falls Ihr Kopf nach hinten fällt, legen Sie ein kleines Kissen oder zwei Taschenbücher unter. Der Rücken ist lang und leicht. Platzieren Sie die Füße auf

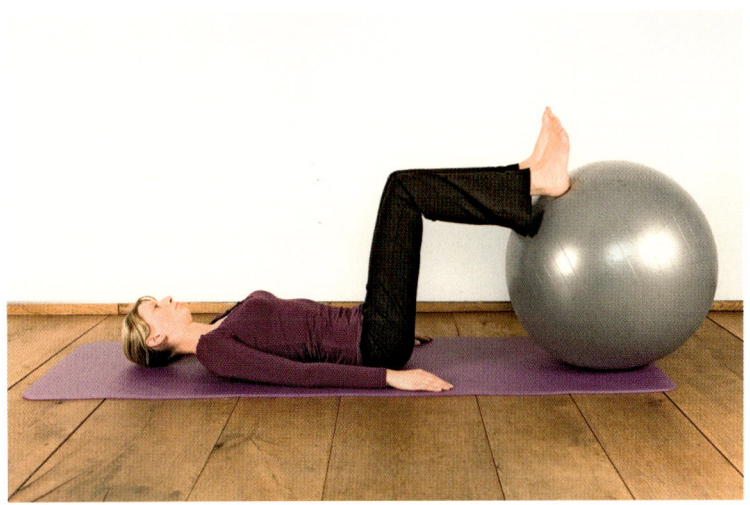

Abb. 24: Käfer

dem Sitzball, sodass die Fersen darauf stehen und sich die gebeugten Knie exakt über den Hüften befinden (Abb. 24).

### 2. Übungsablauf

- Bauchnabel zart zum Brustbein ziehen. Die Hände liegen auf den Beckenknochen, um zu kontrollieren, dass das Becken im Übungsverlauf nicht weiter aufgerichtet wird.
- Sitzbeinhöcker zusammenziehen und mit dem voll aktivierten Beckenboden den Sitzball mit den Fersen fortschieben und wieder zurückziehen. Wichtig ist, dass die Beine aus dem Beckenboden heraus aktiviert werden. Das Schambein steigt nicht höher als zu Beginn, denn der Beckenboden ist aktiviert, nicht das ganze Becken!
- Spannungsaufbau mit der Ausatmung!
- Die Bewegungen sind anfangs sehr klein – aber fein – und werden erst mit zunehmender Sicherheit vergrößert.

**3. Wie oft?**
6 – 15 x.

**4. Tipp**
Der Bauch ist während dieser Übung flach und gedehnt, und nur im Unterbauch ist eine sehr leichte Muskelspannung zu spüren.

## Übungen auf allen Vieren

Der Vierfüßlerstand eignet sich besonders, um die Wirkung der Beckenbodenmuskulatur auf die Wirbelsäule und den Kopf wahrzunehmen. Beckenboden- und Bauchmuskeln werden stimuliert und gekräftigt. Sie bekommen ein Gefühl für die Kraft aus der Körpermitte.

Bitte beachten Sie: Diese Position ist nicht geeignet, wenn Sie oft Schmerzen im Hand-, Schulter- und Kniegelenk haben, also an rheumatischen oder arthrotischen Veränderungen dieser Gelenke leiden. In diesen Fällen versuchen Sie, ob Sie die Übungen besser in der Knie-Ellenbogen-Lage ausführen können (Abb. 25).

Sie bevorzugen die Knie-Ellenbogen-Lage ebenfalls, wenn Sie eine Senkung haben. Führen Sie dann einfach die für den Vierfüßlerstand beschriebenen Übungen darin aus.

### Übung 1: Katzenspiele
**1. Start**
Knien Sie auf einer weichen Decke oder Matte oder legen Sie ein zusammengerolltes Tuch unter die Knie und lassen Sie die Knie hüftbreit auseinanderstehen. Stützen Sie die Hände unter den Schultern ab und lassen Sie die Fingerspitzen leicht nach innen zeigen (Abb. 26). Schultern entspannen! Der Rücken muss in der Ausgangsposition immer ganz gerade sein.

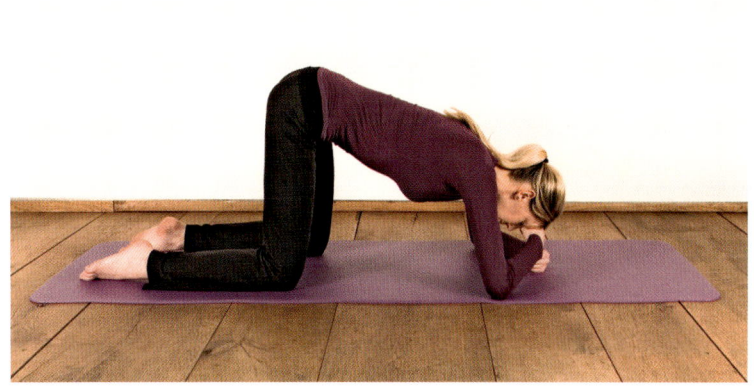

Abb. 25: Knie-Ellenbogen-Stand

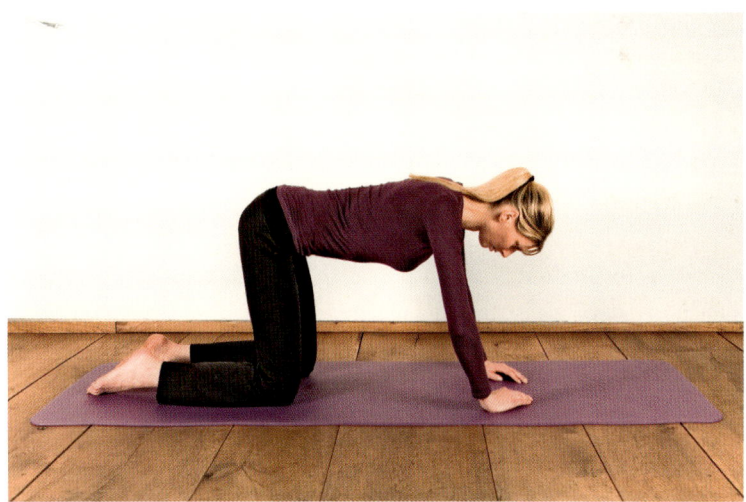

Abb. 26: Vierfüßlerstand, Rücken gerade

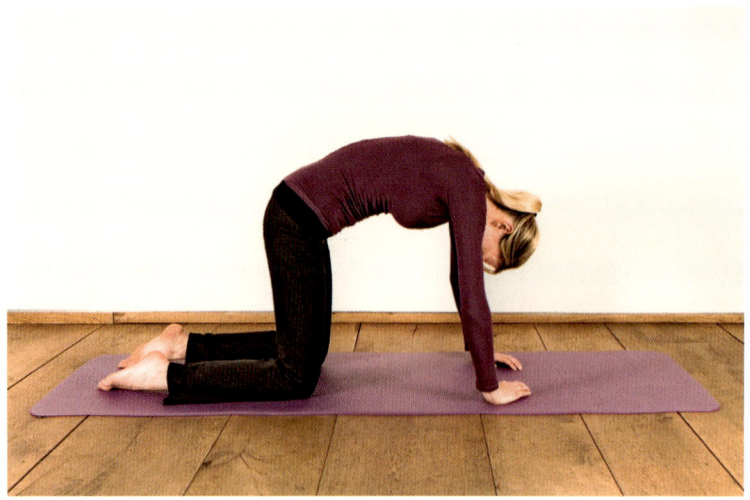

**Abb. 27: Katzenspiele**

Im Vierfüßlerstand erreichen Sie besonders gut Dehnung und Ge-
schmeidigkeit für Wirbel und Bandscheiben, Reaktionsfähigkeit für
das Becken und seinen Boden.

**2. Übungsablauf**

- Wölben Sie den Rücken geschmeidig wie eine Katze nach oben
  (Abb. 27). Danach den Rücken bis in eine neutrale Position senken,
  sodass der Rücken gerade ist. Der Kopf wird dabei nicht angehoben, sondern bleibt in Verlängerung der Wirbelsäule, der Blick ist
  zum Boden gerichtet (Abb. 26).
- Visualisieren Sie den Beckenboden, die Sitzbeinhöcker, das Steißbein und das Kreuzbein und wie die Bewegung des Rückens vom
  Beckenboden ausgelöst wird.

- Nun schließen Sie die Schließmuskeln um Harnröhre, Scheide und After, ziehen die Sitzbeinhöcker zusammen und lassen das Steißbein fußwärts und dann zwischen die Beine durch nach vorne wandern. Das Kreuzbein hebt sich, und der Rücken bewegt sich geschmeidig wie eine Katze nach oben. In Zukunft heißt die Beckenboden-Zauberformel nur noch: schließen, zusammenziehen und Rücken lang.
- Den Rücken wieder senken, die Sitzbeinhöcker entfernen sich voneinander, das Kreuzbein wird gesenkt. Merken Sie, wie Wirbelsäulen- und Beckenbodenbewegung aneinandergekoppelt sind?
- Atmen Sie ein. Beim Ausatmen runden Sie den Rücken wie eine Katze nach oben und spannen die gesamte Beckenbodenmuskulatur an (Abb. 27). Lösen und einatmen …

**3. Variation**
Knie-Ellenbogen-Lage, d. h. Vierfüßler mit Unterarmen auf dem Boden und die Stirn auf die übereinandergelegten Hände legen (Abb. 25). Jetzt haben Sie eine Umkehrsituation: Der Beckenboden ist nicht mehr ein Boden, sondern eher ein Dach. Diese Position ist sehr gut zur Entlastung des Beckenbodens, besonders nach Geburten oder bei Senkungen.
Auch in dieser Stellung bewegen Sie Ihren Rücken wie eine Katze, lassen die Bewegung vom Beckenboden steuern und verbinden das Einziehen des Beckenbodens und Zusammenziehen der Sitzbeine mit der Ausatmung und das Lösen und Strecken mit der Einatmung.

**4. Wie oft?**
6 – 8 x oder noch besser solange, bis Sie ein klares Bild von der Bewegung haben und alle Aufmerksamkeit beim Beckenboden liegt.

## Übung 2: Hyäne

Die Übung bewirkt eine gute Zusammenarbeit zwischen Becken, Rücken und Brustkorb, stärkt die Rücken- und Schultermuskulatur, erhöht die Biegsamkeit in der Brustwirbelsäule und stabilisiert die Lendenwirbelsäule.

### 1. Start

Vierfüßlerstand auf einer weichen Unterlage; unter die Knie legen Sie das flache Ende eines Multikeils. Das höhere Ende liegt unter den Fußgelenken und entlastet Ihren Fußspann. Die Knie soweit wie möglich auseinanderstellen. Die Hände exakt unter die Schultern, Fingerspitzen nach innen gerichtet, sodass die Hände kleine Höhlen bilden. Die Ellenbogen sind leicht gebeugt und zeigen zur Seite. Der Rücken ist lang und gerade (Abb. 28).

### 2. Übungsablauf

- Steißbein und Sitzbeinhöcker nach hinten dehnen, Kronenpunkt nach vorne. Nun die Sitzbeinhöcker zusammenziehen und aktiv den ganzen Körper mit geradem Rücken nach vorne schieben. Der Kronenpunkt zieht mit nach vorne. Die Schultern liegen vor den Händen.
- Zurück zur Ausgangsstellung durch sanften Schub am Kronenpunkt. Der Beckenboden wird magnetisch nach hinten gezogen. Der Rücken bleibt lang, der Kopf in Verlängerung der Wirbelsäule!
- Ausatmen – Beckenboden-Spannung aufbauen und Körper vorschieben; einatmen – zurück in die Ausgangsstellung.

### 3. Variation

Wenn Sie vorne sind, so senken Sie den Oberkörper ab, bis die Nasenspitze beinahe den Boden berührt – dann einatmen und Spannung lösen (Abb. 29). Nun den Oberkörper wenige Zentimeter heben und

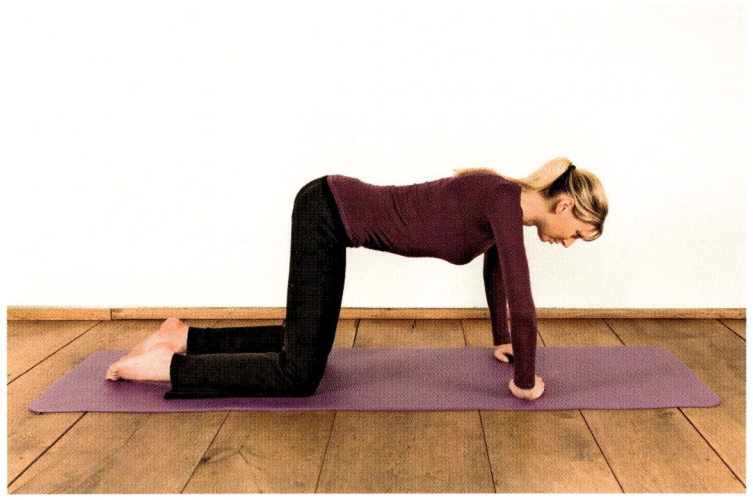

Abb. 28: Hyäne, Rücken lang

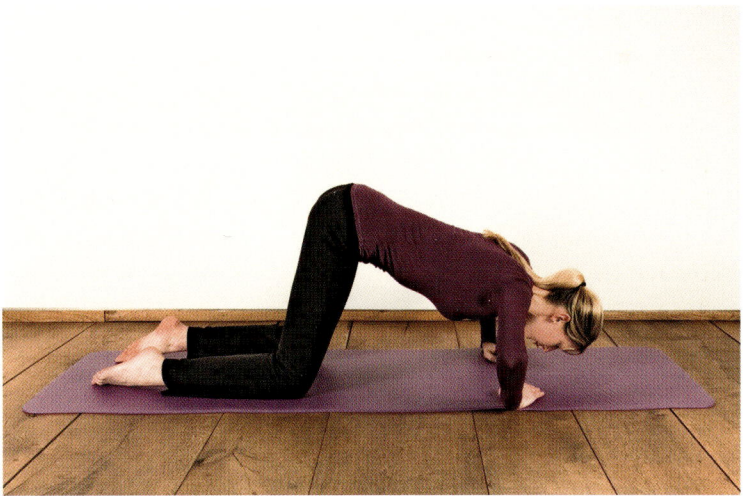

Abb. 29: Hyäne, gesenkter Oberkörper

senken. Beim Abheben Beckenboden aktivieren und ausatmen, Absenken und wieder Spannung lösen. Wiederholen Sie nach eigenem Vermögen. Zurück in die Ausgangsstellung wie oben beschrieben.

### 4. Wie oft?
Mindestens 6 x, in der Variation 6 – 20 x absenken.

### 5. Tipp
Diese Übung tut gut bei Verkrampfungen in den Schultern und hilft, das Becken ökonomisch zu belasten. Die Wirbelsäule wird gestreckt und gibt ein ganzheitliches Gefühl für den Haltungsaufbau. Dies ist nach dem Üben besonders gut im Sitzen und Stehen spürbar!

### Übung 3: Bauchkraft wecken
#### 1. Start
Grundposition Vierfüßlerstand wie bei Übung „Katzenspiele" (s. S. 84).

#### 2. Übungsablauf
- Verlängern Sie die Sitzbeinhöcker und das Steißbein nach hinten und ziehen Sie gleichzeitig den Kronenpunkt nach vorn. Der Rücken ist in Mittelposition, die Rippen sind entspannt.
- Aktivieren Sie den Beckenboden genau am Damm, zwischen Scheide und After, dehnen Sie die Anspannung aus, bis Sie spüren, wie sich die Sitzbeinhöckern aufeinanderzubewegen – anspannen und lösen.
- Jetzt legen Sie Ihre Hand – oder ein Partner legt seine Hand – an Ihren Bauch unterhalb des Nabels (Abb. 30). Heben Sie den Bauch *ohne* Bewegung der Wirbelsäule aus der Hand heraus. Wahrscheinlich ist der Beckenboden automatisch mit „angesprungen" – gut so!
- Beckenboden und Unterbauch einige Male anspannen und lösen (die Hand braucht aber nicht mehr dort zu liegen) (Abb. 31).

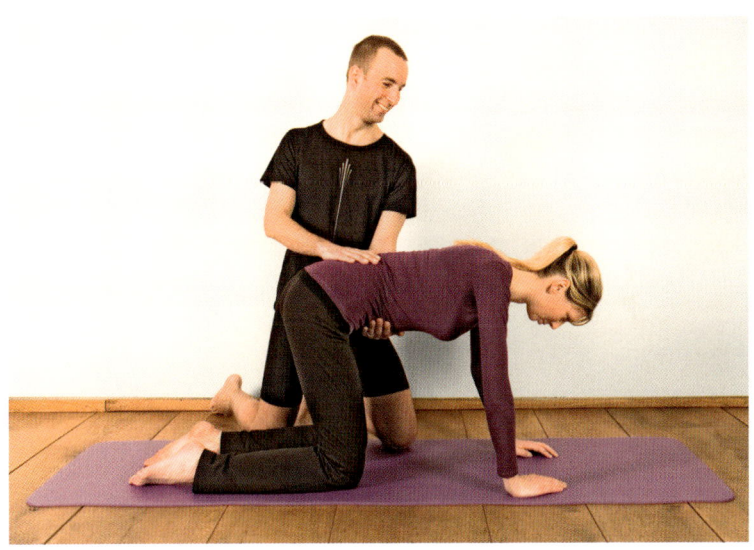

Abb. 30: Bauchkraft wecken, Bauchhebung aus der Hand heraus

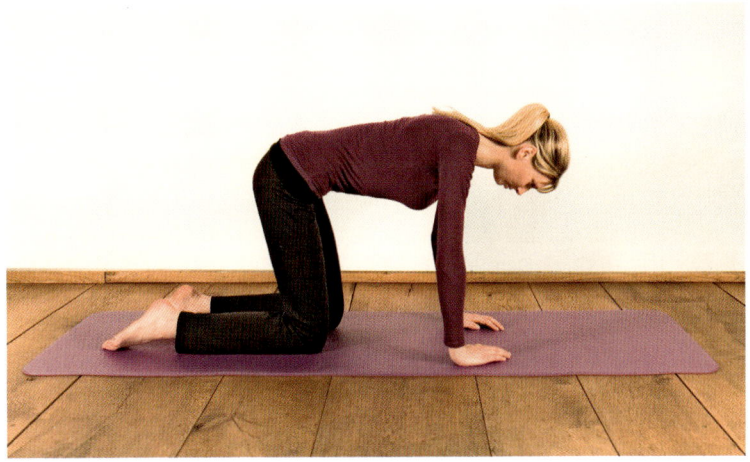

Abb. 31: Bauchkraft wecken, Bauchhebung durch Anspannung

- Ziehen Sie die Rippenbögen zum Bauchnabel und lassen Sie die Rippenbögen schmal werden.
- Und nun alles zusammen: Beckenboden aktivieren, Steißbein nach vorne ziehen und Unterbauch anheben, die Rippen zum Bauchnabel ziehen. Der Rücken bleibt in neutraler Stellung.
- Damit Sie bei dieser spannenden Angelegenheit die Luft nicht anhalten, atmen Sie zu Beginn jeder Anspannung aus, dann atmen Sie normal weiter. Die Anspannung über ein paar Atemzüge halten.

**3. Variation**
Spielen Sie beliebig oft hin und her: Mal beginnt die Anspannung am Bauch, mal mehr oben, mal unten am Bauch und der Beckenboden folgt, mal beginnt der Beckenboden bewusst anzuspannen. Womit fällt es Ihnen leichter anzufangen? Am Ende freuen Sie sich über das fast automatische Zusammenspiel von Bauch- und Beckenbodenmuskeln!

**4. Wie oft?**
Anfängerinnen wiederholen jede Variante mindestens 3 x, Fortgeschrittene 12 x.

**Übung 4: Knielift**
**1. Start**
Vierfüßlerstand, Knie hüftbreit, Füße mit den Zehen aufgestellt, Arme etwa schulterbreit. Der Rücken ist in Mittelposition, der Nacken langgezogen. Das Körpergewicht wird weg von den Knien auf die Hände und Füße verteilt.

**2. Übungsablauf**
- Mit beginnender Ausatmung Knie 1–2 cm vom Boden anheben und einen Atemzug lang so bleiben (Abb. 32). Spannung mit der Einatmung lösen!

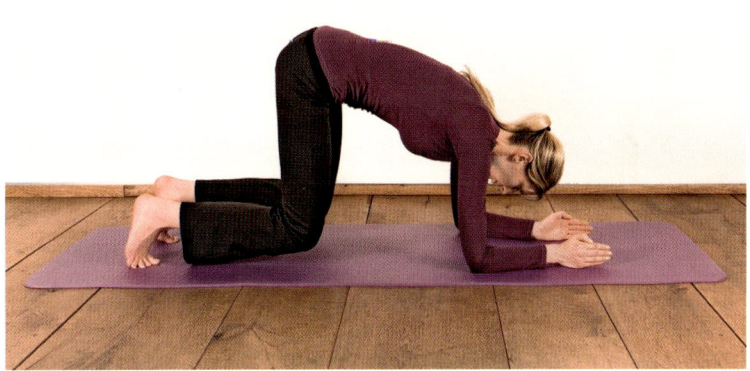

Abb. 32: Knielift, Grundposition

■ Knie ein wenig anheben und nun mehrfach 1–2 cm auf und ab wippen, ohne den Boden zu berühren. Schließlich mit der Einatmung ganz nach unten kommen und Spannung lösen.
■ Beobachten Sie, wie der Beckenboden automatisch mitarbeitet. Der Rücken bleibt in Mittelposition.
■ Nach einigen Wiederholungen ruhen Sie sich in Rückenlage aus und lassen die Atmung dabei ruhig bis in den Becken-Bauch-Raum fließen.

### 3. Variation
■ Beckenboden und Bauch (wie bei „Bauchkraft wecken", s. S. 90) noch kraftvoller in den Körper ziehen. Bei jeder kleinen Wippbewegung sagen Sie „hopp – hopp – hopp". Damit unterstützen Sie die Beckenbodenaktivität und die Atmung.

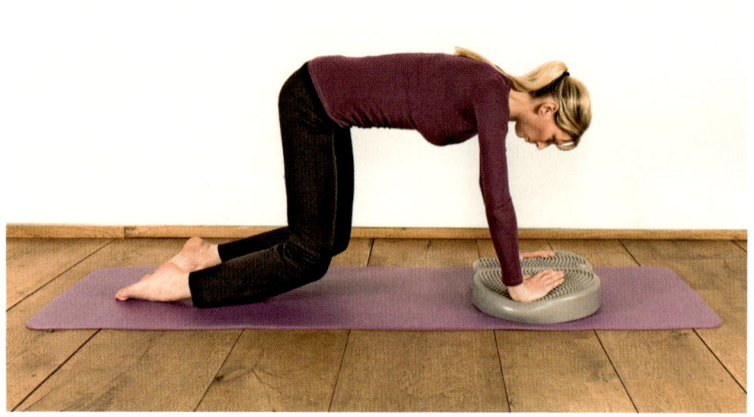

**Abb. 33: Knielift, mit den Händen auf dem Aero-Step**

■ Bei Problemen mit den Handgelenken, nach Geburten oder bei einer Senkung nehmen Sie die Knie-Ellenbogen-Lage ein: dabei die Unterarme nach vorne ausstrecken und die Kleinfingerseite aufstellen (Abb. 32).

**4. Wie oft?**
8 – 10 x.

**5. Tipp**
Sie können die Übung noch intensiver für Ihre ganze Rumpfmuskulatur, besonders die quere Bauchmuskulatur gestalten, wenn Sie unter die Hände (oder Ellbogen oder Füße) ein Ballkissen oder ein Aero-Step legen (Abb. 33). Das trainiert zusätzlich die Balance.

## Wahrnehmung und Kraft durch Beckenbodenspiele

### Übung 1: Metronom

**1. Start**

Da es sich bei dieser Übung um eine unsichtbare Übung für unsichtbare Muskeln handelt, können Sie damit immer und überall starten: Im Stehen an der Supermarktkasse, beim Sitzen am Esstisch oder wenn Sie sich im Bad zurechtmachen.

**2. Übungsablauf**

Wenn Sie Musik hören, so spannen und entspannen Sie Ihre äußere Beckenbodenmuskulatur im Takt des Liedes an. Zwinkern Sie mit den Schamlippen und schließen Sie die Muskulatur um Scheide und After – ohne Kraftaufwand.

**3. Variationen**

Natürlich dürfen Sie es auch im Bett oder beim Sex oder zwischen sehr anstrengenden Beckenbodenübungen zur Erholung und besseren Durchblutung machen. Wenn Sie sich selbst sexuell stimulieren möchten, ist das gezielte Zwinkern mit den Schamlippen anregend, denn das gibt den nötigen Reiz auf die Klitoris. Beim Sex mit einem Partner wird es sicher zur Freude beider beitragen, wenn Sie nach Art des Metronoms den Takt angeben und den Penis Ihres Partners mit der die Scheide umgebenden Muskulatur umschließen und wieder lösen.

**4. Wie oft?**

Solange es Spaß macht und Ihr Beckenboden nicht allzu erschöpft ist.

**5. Tipp**

Täglich mehrfaches Üben macht gute Laune und fit – da stellt sich ein Lächeln von alleine ein.

### Übung 2: Fahrstuhl nach oben

**1. Start**

Probieren Sie aus, in welcher Stellung Ihnen die Übung am besten gelingt:

a) Korrekter Sitz auf dem Hocker: Füße erden, Steißbein nach unten verlängern und sich die imaginäre Krone aufs Haupt setzen und stolz tragen.

b) Rückenlage mit aufgestellten Füßen, Beine und Füße sind hüftbreit auseinander. Steißbein und Schambein zu den Fersen verlängern und den Kronenpunkt in die Gegenrichtung ziehen.

c) Rückenlage wie b) und ein gefaltetes Handtuch oder eine Ballblase unter das Kreuzbein legen (das ist bei einer Gebärmuttersenkung zu raten).

Sie können aber auch in jeder anderen Alltagskörperhaltung den Fahrstuhl nach oben fahren lassen.

**2. Übungsablauf**

■ Visualisieren Sie Ihren Beckenboden und besonders die Scheide und den Damm. Nun stellen Sie sich zunächst nur in der Phantasie vor, in Ihrer Scheide befände sich ein Fahrstuhl, der im „Erdgeschoss" am Scheideneingang steht. Mit ihrer Beckenbodenmuskelkraft werden Sie den Fahrstuhl Stockwerk für Stockwerk bis zum vierten oder fünften Stock hochfahren und in jedem Stockwerk anhalten, als wollten dort Personen aus- und einsteigen. Ebenso geht es wieder Stockwerk für Stockwerk nach unten.

■ Jetzt führen Sie die Übung praktisch aus: Beginnen Sie mit der Ausatmung: Heben Sie mit der Kraft der die Scheide umgebenden Muskulatur den Fahrstuhl vom Erdgeschoss in den ersten Stock (zwei Sekunden Pause), weiter in den zweiten Stock (zwei Sekunden Pause), in den dritten (zwei Sekunden Pause), vierten (zwei Sekunden Pause), und wenn noch möglich, fünften Stock (Pause).

- Nun geht es Stockwerk für Stockwerk wieder nach unten: Sie bauen die Spannung dabei nacheinander ab und haben in jedem Stock ca. zwei Sekunden Pause.
- Während der Fahrt immer weiteratmen! Auch im Erdgeschoss ruhig weiteratmen und die Pause genießen – auch Ihr Gesicht ist ganz entspannt!

### 3. Variation
Probieren Sie, wie sich diese Übung in den verschiedenen Körperhaltungen anfühlt. Wenn Sie diese Übung gut beherrschen, können Sie sie auch im Alltag zwischendurch machen. Aber Achtung, meist spannt man anfangs das Gesicht mit an. Erst mit zunehmender Übung gelingt es, den Beckenboden isoliert zu spannen.

### 4. Wie oft?
3 – 5 x.

### 5. Tipp
Spielen Sie mit der Beckenbodenmuskelspannung, indem Sie den Fahrstuhl während der Fahrt stoppen und beliebig mal ein Stockwerk hoch und dann wieder ein Stockwerk hinunter fahren lassen. Wenn Sie das können, zeigt sich, wie gute Fortschritte Sie gemacht haben.

### Übung 3: Obst essen
Obst essen ist gesund, dass weiß jedes Kind. Hier lernen Sie, mit der Scheide und dem Muttermund „Obst zu essen". Diese Übung ist dafür geeignet, die differenzierte Wahrnehmung für den Beckenboden zu schulen und alle kleinen und großen Beckenbodenmuskeln zu (re-) aktivieren. Sie führt zu einer Integrationen von Bewegungsinformationen. Das Massieren und Kneten fördert die Durchblutung des Gewebes und regt die Drüsen zur Bildung von Flüssigkeit an.

Regelmäßig geübt dient sie Frauen auch zur Steigerung der sexuellen Erregung beim Geschlechtsverkehr.

### 1. Start

Die Position ist frei wählbar bzw. wie bei der Übung „Fahrstuhl nach oben" (s. S. 96) beschrieben.

### 2. Übungsablauf

- Schließen Sie Ihren Beckenboden, besonders die drei Öffnungen (Harnröhre, Scheide, After). Lassen Sie den Atem fließen, wohin er will, wenn möglich bis zum Beckenboden.
- Stellen Sie sich vor, Sie würden eine reife Aprikose (oder eine beliebige andere Frucht) in die Mitte der Scheide legen und allmählich immer höher Richtung Muttermund saugen. Befühlen Sie sie mit den Scheidenwänden von allen Seiten und stellen Sie fest, wie sich die Außenhaut der Aprikose anfühlt (rau, glatt, an verschiedenen Stellen unterschiedlich, hat sie eine Naht?). Drücken und drehen Sie die Aprikose und prüfen Sie, ob sie weich oder hart ist. Spüren Sie die Arbeit Ihrer Muskeln tief unten im Becken und in der Scheide?
- Wenn Sie das Fruchtfleisch weich geknetet haben, saugen Sie die Aprikose hoch zum Muttermund, verspeisen die Aprikose und befreien sich vom Stein, indem Sie ihn weit hinausspucken!
- Während der ganzen Übung atmen Sie ruhig weiter, ohne sich zu verspannen. Bevor Sie die Übung beenden, bringen Sie den ganzen Beckenboden mit der Ausatmung auf „chchch" in die regelrechte Spannung!

### 3. Wie oft?

2−3 x.

**4. Tipp**

- Spüren Sie nach Abschluss der Übung, wie Sie jetzt die Becken-bodenmuskulatur viel intensiver spüren und auch ein Wärmege-fühl da ist.
- Sollte diese Phantasieübung für Sie unangenehm sein, lassen Sie sie aus und gehen Sie zur nächsten Übung über.
- Wenn Sie nichts wahrnehmen können, wäre es möglich, eine Lie-beskugel (s. S. 187) oder ein Energie-Ei real in Ihrer Scheide zu bewegen. Der Effekt ist vergleichbar.

## Übung 4: Kirschkerne picken

Wie bei der Übung „Obst essen" findet hier eine Intensivierung der Körperwahrnehmung statt. Es werden in feiner Weise alle drei Schichten des Beckenbodens (re-)aktiviert. Sie lernen das stufenweise An- und Entspannen der Beckenbodenmuskulatur. Die Durchblutung des Gewebes wird verbessert.

Wenn Sie ein Kirschkern-, Reis- oder Körnersäckchen von ca. 16 x 16 cm als Spürhilfe zur Verfügung haben, so können Sie dieses wie im Folgenden beschrieben einsetzen. Wenn nicht, so ist abermals Ihre Phantasie gefragt!

**1. Start**

Setzen Sie sich auf einen Hocker. Die Sitzbeinhöcker ruhen auf dem Sitzpolster, die Füße auf dem Boden stehen hüftbreit auseinander. Legen Sie die Hände auf die Oberschenkel. Entspannen Sie die Mus-kulatur des unteren Rückens, des Gesäßes und des Beckenbodens. Ebenso können Sie sich in den Schneidersitz setzen.

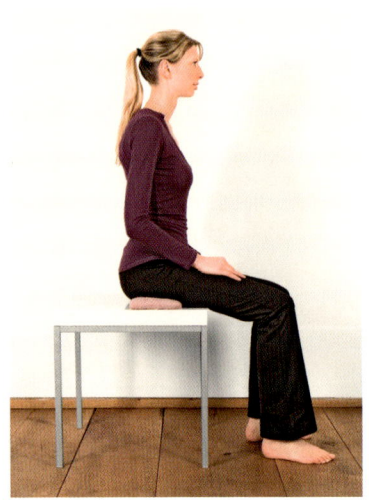 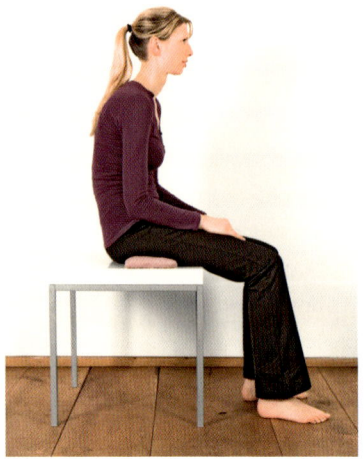

Abb. 34: Sitz auf dem Kirschkern-          Abb. 35: Der Schwerpunkt liegt hinter
säckchen                                    dem Säckchen

## 2. Übungsablauf

- Legen Sie sich (real oder in der Phantasie) ein Säckchen gefüllt mit Kirschkernen, Reis oder Körnern so unter den Beckenboden, dass je ein Zipfel des Säckchens auf die vier Orientierungspunkte des knöchernen Beckenrahmens zeigen (Sitzbeinhöcker rechts und links, Schambein und Steißbein) (Abb. 34).
- Lassen Sie den Unterkiefer locker, die Zunge, den Mundboden ebenso. Spüren Sie Ihrer Atmung nach, und schließen Sie die Augen, wenn es Ihnen angenehm ist.
- Bewegen Sie Ihren aufgerichteten Körper mehrmals über dem Säckchen (oder die Sitzbeinhöcker, wenn Sie kein reales Säckchen haben) vor und zurück. Schließlich bleiben Sie hinten; der After hat mehr Kontakt zum Kirschkernsäckchen als die Scheide (Abb. 35).

- In der Vorstellung „pickt" der After nacheinander unter Mithilfe von explosivem Sprechen „pick-pick-pick" fünf Kirschkerne nacheinander auf und gibt anschließend mit Sprechatem auf „bah-bah-bah" nacheinander alle aufgepickten Kirschkerne wieder her, um dann mit „chchch" den Beckenboden sanft zum Eutonus, also in die Normalspannung, zurückzuführen: Sobald der Kirschkern eingesaugt wurde, den Beckenboden, Kiefer, Schultern und Hände entspannen.
- Nun bewegen Sie den Körper soweit nach vorn, dass er genau über der Scheide steht.
- Jetzt hat die Scheide mehr Kontakt zu dem Kirschkernsäckchen, und in der Vorstellung „pickt" die Scheide, wie oben beschrieben, aktiv mit „pick-pick-pick" ebenfalls fünf Kirschkerne auf, um diese anschließend mit „bah-bah-bah" nacheinander wieder herzugeben (Abb. 34).
- Mit der „chchch"-Ausatmung wird der Beckenboden danach vom „Hergebetonus" wieder in den Eutonus zurückgeführt.
- Kirschkernsäckchen entfernen und nachspüren!

### 3. Wie oft?

1–2 x wiederholen.

### 4. Tipp

Mit geschlossenen Augen nachspüren, wie sich die Beckenbodensensibilität verändert hat. Gehen Sie mental noch einmal die Übung durch und erinnern Sie sich genau, welche Muskeln gerade gearbeitet haben. Das verbessert nachweislich die Durchblutung und führt dazu, dass die Übung in der Erinnerung besser haftet und häufiger im Alltag, ob real, in der Phantasie oder mental, wiederholt wird!

## Genuss zum Schluss

Mit Hilfe innerer Bilder fällt es vielen leichter, sich zu entspannen. Die folgenden Übungen geben hier Hilfestellung.

### Übung 1: Die Welle

Finden Sie immer wieder einen Moment der Ruhe für die „Welle" und/oder die Entspannungsübung zu zweit (Übung 2). Es lohnt sich! Das bisher Gelernte setzt sich besser, wird besser verankert, und Sie fühlen sich anschließend erholter.

#### 1. Start

Wenn Sie auf den Bauch liegen können, so legen Sie sich mit geschlossenen Augen in entspannte Bauchlage, die Fußrücken liegen am Boden, die Großzehen berühren sich, die Fersen fallen auseinander. Die Handrücken ruhen unter der Stirn. Wenn Sie nicht auf dem Bauch liegen möchten, können Sie sich auf den Rücken legen, und die Unterschenkel ruhen auf einem Sitzball oder gepolsterten Sitz.

#### 2. Übungsablauf

- Richten Sie Ihre Aufmerksamkeit auf Ihren Atem. Stellen Sie sich vor, die Atemzüge sind Meereswellen: Sie fließen in Ihren Körper ein und aus, so als sei Ihr Körper eine Meeresbucht. Der einströmende Atem ist die einfließende Meereswelle, der ausströmende Atem die hinausfließende Meereswelle.
- Vielleicht ist der Beckenboden der Sandstrand einer Meeresbucht. Sie können wahrnehmen, wie die Meereswellen an den Sandstrand in die Beckenboden-Meeresbucht rollen und wie sie wieder abebben und hinausfließen!

#### 3. Wie oft?

Drei Minuten oder nach Wunsch!

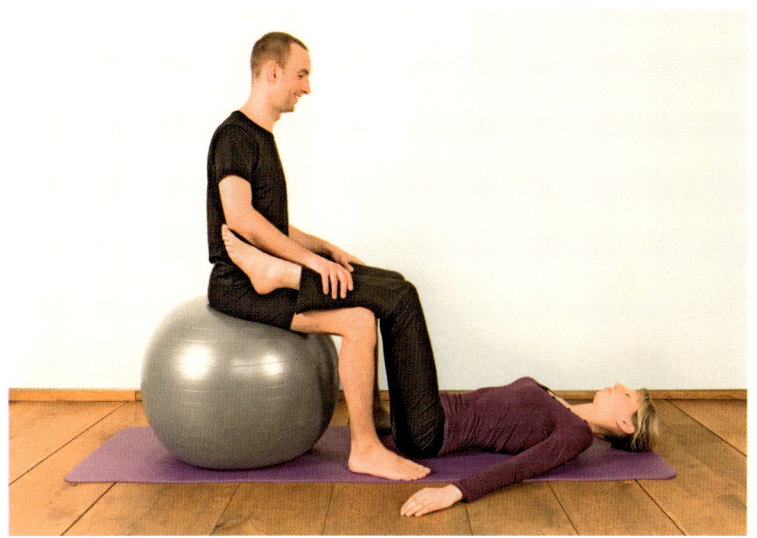

Abb. 36: Entspannung zu zweit

## Übung 2: Entspannung zu zweit (Variation zu Übung 1)

Diese wunderbare Form der Entspannung gönnen Sie sich, wenn Sie einen lieben Menschen haben, der sie gemeinsam mit Ihnen durchführen möchte. Da anschließend getauscht wird, findet sich ab und zu gewiss jemand.

Die Übung dient dem Stressabbau, eignet sich in der Rückbildungszeit und immer wenn eine verspannte Beckenbodenmuskulatur Beschwerden bereitet, was auch bei Männern der Fall sein kann, und verwöhnt Mann und Frau.

### 1. Start

Wenn Sie diese Übung ohne Partner machen, legen Sie die Beine aus der Rückenlage auf den Sitzball und bewegen selber ganz leicht die Beine und Hüften!

## 2. Übungsablauf

■ Person 1 sitzt auf einem Sitzball oder Hocker, evtl. mit einem Sitz- ballkissen darauf. Person 2 liegt in Rückenlage auf dem Boden und legt die Beine bequem auf die Oberschenkel der sitzenden Person (Abb. 36).

■ Die Sitzende hält die Beine der Liegenden, sodass diese die Beine entspannen kann. Nun beginnt die Sitzende ihr Becken zu bewe- gen, sodass die Bewegungen über die Beine auf die Liegende wei- terlaufen. Das lockert bei Person 1 den ganzen Lenden-, Becken- und Beckenbodenbereich. Aber am meisten profitiert natürlich die liegende Person 2 davon. Durch die feinen Bewegungen wird ihr Becken und ihr Rücken gelöst und entspannt.

■ Nach ca. zehn Minuten werden die Plätze getauscht.

## 3. Wie oft?

1 x zehn Minuten pro Person.

## 4. Tipps

■ Während beider Übungsvarianten sind die Augen der Liegenden geschlossen, und es sollte nicht gesprochen werden. So ist die ungeteilte Aufmerksamkeit ganz auf die Bewegung, das Bewegt- werden und den eigenen Atem gerichtet. Die Liegende entspannt ihren ganzen Körper, das Gesicht und den Kiefer!

■ Nach der Entspannung zu zweit geben Sie einander Feedback, was angenehm war und was noch schöner sein könnte!

## Schritt 3: Kraft und Ausdauer – aktive Muskeln für ein kraftvolles Körpergefühl

Es geht jetzt darum, die volle Beckenbodenpower aufzubauen. Dazu aktivieren Sie alle Beckenbodenschichten und verstärken die Wirkung durch Atmung und Einbeziehung von Muskelketten.

Um wirklich Muskelzuwachs zu erreichen, reicht es nicht aus, einen Muskel einfach zu bewegen. Beugen Sie z. B. 20 x Ihr Ellenbogengelenk an, so haben Sie noch lange nicht den Beugemuskel (Bizepsmuskel) aufgebaut. Dazu bedarf es beim Bizeps genau wie bei den Beckenbodenmuskeln größerer Anstrengungen.

Übrigens trainiert man bei beiden Muskeln den gleichen Muskeltyp, die sogenannte quergestreifte Muskulatur. Nur diese können wir willentlich beeinflussen, im Gegensatz zu den glatten Muskeln und Organen, die wir nicht willentlich beeinflussen können. Die glatte Muskulatur wird über unser autonomes Nervensystem gesteuert, sodass wir es durch Freude, aber auch Ärger und Traurigkeit beeinflussen können.

Bei den Übungen zu Schritt 3 sollen Sie so viel Kraft aufbauen wie möglich und die Spannung auch länger halten. Die jeweils folgende Pause muss doppelt so lang sein wie die Anspannungsphase.

**Achtung!** Sie haben zu viel Kraft aufgewandt, wenn Sie während der Übung die Luft anhalten und sich nicht wohlfühlen und sich beim Entspannen zwar alles andere gelöst hat, aber der Beckenboden keine Veränderung zeigt oder nicht wahrgenommen wird. Bei einem korrekt aktivierten Beckenboden baut sich die Kraft von unten auf.

Auf keinen Fall ist die Bauchdecke so angespannt, dass der Bauch den Beckenboden von oben herunterdrückt. Wenn Sie richtig geübt haben, so fühlen Sie sich danach gut, ein Stückchen größer und einfach rundum wohl!

## Kraft und Ausdauer durch Übungen auf dem Sitzball

Der Sitzball ist ein hervorragendes Trainingsgerät, mit dem Sie bei Beckenbodenproblemen, Blasenschwäche, Inkontinenz und Beckenschmerzen die notwendige Aktivierung und Stärkung der Beckenbodenmuskulatur erreichen werden. Schon wenn Sie sich nur darauf setzen, werden Sie dazu verleitet, ein bisschen zu wippen und zu rollen. So werden auch die folgenden Übungen Freude verbreiten und ein verbissenes Training vermeiden helfen.

Sie können damit sowohl die schnellen Muskelfasern trainieren, die Sie benötigen, um ein plötzliches „Ereignis" zu verhindern, als auch die langsamen Muskelfasern (re-)aktivieren, die den Organen des Unterleibs dauerhaften Halt geben.

Ball und Becken passen einfach gut zusammen mit ihren runden Formen. So können die Sitzbeinhöcker das Becken gut auf dem Ball hin- und herrollen (wie Sie es bereits von den Übungen „Beckentanz", s. S. 76, und „Hula-Hula", s. S. 80, kennen) oder bei den Wipp- und Aufprallbewegungen mitspielen („Cowboy", s. S. 78).

Nun dürfen Sie mit der ersten Übung den „Besen in die Ecke" stellen, bevor Sie dann den „Sonnenwagen" fahren, mit der Freundin oder dem Partner zu zweit ein Pferd besteigen oder Ihre Kraft mit einer „Wandwalze" erproben.

### Übung 1: In die Ecke, Besen, Besen!

Für diese Übung benötigen Sie einen Besenstiel.

#### 1. Start

Sitz auf dem Sitzball, Füße schulterbreit im Boden verankern, Knie stehen über den Fersen. Der Oberkörper ist über den Sitzbeinhöcker aufgerichtet, die Wirbelsäule ist lang und die Krone sitzt auf dem Haupt. Arme nach vorne strecken, die Hände umfassen den aufgestellten Besenstiel in Schultergelenkshöhe.

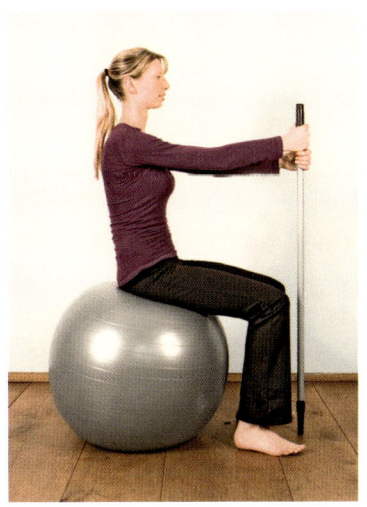 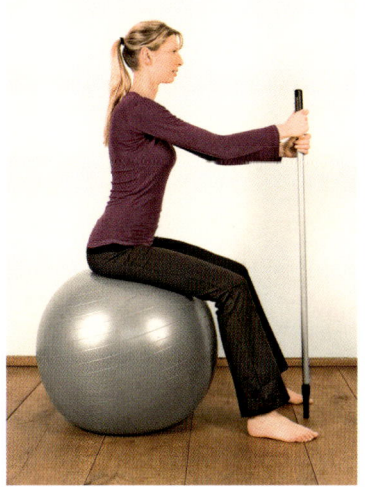

Abb. 37: In die Ecke, Besen, Besen! — Ball rollt zu den Füßen

Abb. 38: In die Ecke, Besen, Besen! — den Ball zurückrollen

## 2. Übungsablauf

■ Visualisieren Sie zunächst genau Ihre Beckenbodenmuskulatur zwischen Steißbein und Schambein, lassen Sie das Steißbein nach unten sinken, den Kronenpunkt nach oben, ziehen Sie dann die Sitzbeinhöcker zusammen und nach vorne. Das Steißbein wandert zum Schambein und das Schambein Richtung Bauchnabel, und schon rollt der Ball fußwärts (Abb. 37).

■ Lösen Sie die Spannung langsam und lassen den Ball zurückrollen (Abb. 38).

■ Wiederholen Sie das einige Male und verbinden Sie das Vorwärts-rollen mit der Ausatmung auf „chchch" und das Zurückrollen mit der Einatmung.

■ Die Wirbelsäule bleibt gestreckt.

**3. Wie oft?**
5 x.

**4. Tipp**
Wenn Sie Probleme mit einer Stuhlinkontinenz haben, stellen Sie sich sehr genau den Sphinkter (Schließmuskel des Afters) vor und schnüren ihn in der Vorrollphase gezielt zu und lösen ihn beim Zurückrollen. Genießen Sie in jedem Fall die Spannungslösung, denn eine zu hohe Beckenbodenspannung kann Beschwerden bereiten.
Wenn Sie merken, dass Sie während einer Übung verkrampfen, dann gönnen Sie sich ruhig eine kurze Verschnaufpause. Danach können Sie wieder mit neuem Elan loslegen.

### Übung 2: Sonnenwagen
**1. Start**
Sitz auf dem Sitzball, Füße stehen gut schulterbreit auseinander, Knie stehen über den Fersen, der Oberkörper ist über den Sitzbeinhöckern aufgerichtet, die Wirbelsäule ist lang und die Krone sitzt auf dem Haupt. Die Beine und Füße sind fest im Boden verankert. Die Hände platzieren Sie auf den Beckenkämmen oder auf dem Brustbein.

**2. Übungsablauf**
- Schließen Sie die Acht (Harnröhre, Scheide, After) und die Sitzbeinhöcker zusammen und führen Sie sie nach vorne. Dabei rollt der Ball leicht nach vorne.
- Lösen Sie die Spannung und lassen Sie den Ball zur Ausgangsposition zurückrollen. Schieben Sie den Ball anschließend nach rechts und links und mit Lösen der Spannung jeweils zurück in die Ausgangsposition.

- Als nächstes verstärken Sie dieses Vorrollen mit einem langen Ausatmen auf „chchch", und beim Zurückrollen und Spannungslösen folgt die Einatmung.
- Spielen Sie ein bisschen hin und her und stellen sich vor, ein Sonnenwagen fährt auf einem Sonnenstrahl vor und zurück (Abb. 39).
- Nun wird es ganz bildlich: Die vordere Ballhälfte ist die aufgehende Sonne, die ihre Strahlen im Halbkreis aussendet. Sie sitzen auf dem Ball wie auf

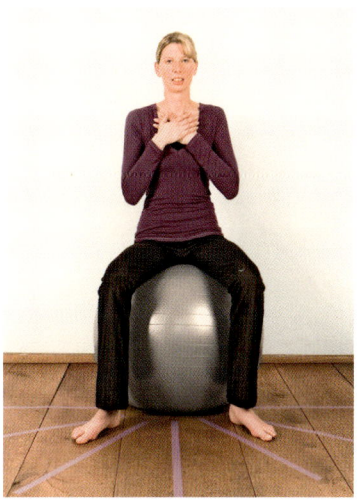

Abb. 39: Sonnenwagen

einem Sonnenwagen und fahren alle diese Strahlen ab, vor und zurück. Das kann so aussehen: Mit der Ausatmung auf „chchch" rollen die Sitzbeinhöcker den Ball in Richtung linke Ferse und zeichnen den ersten Strahl, mit der Einatmung rollt der Ball auf dem gleichen Strahl zurück. Mit kleinen Abständen zeichnet der Ball in gleicher Weise den nächsten Strahl, bis er Richtung rechte Ferse rollt und zum Sonnenbogen zurückkehrt.
- Nun folgt der Rückweg: Der Sonnenwagen rollt beginnend zur rechten Ferse den ganzen Strahlenbogen vor und zurück, bis die Fahrt zuletzt von der linken Ferse zurück zur aufgehenden Sonne geht und in der „Sonnengarage" geparkt wird.
- Zur Erholung lassen Sie sich locker vom Ball tragen und wippen ohne Absicht auf und nieder.

### 3. Wie oft?

2 – 3 x (von links nach rechts und zurückfahren).

### 4. Tipp

Stellen Sie sich intensiv die Sonnenstrahlen vor, auf denen Sie hin- und herrollen und lassen Sie auch Ihr Gesicht mit einem Lächeln strahlen!

### Übung 3: Gemeinsam sind wir stark

Gibt es eine Freundin, einen Partner oder ein größeres Kind, dem es Freude machen würde, mit Ihnen gemeinsam auf dem Ball zu üben? Dann ist die folgende Übung die richtige für Sie beide.

### 1. Start

Sie setzen sich zu zweit Rücken an Rücken auf einen Sitzball, platzieren die Füße sicher am Boden im schulterbreiten Abstand, die Hände legen Sie auf Brustbeinhöhe aneinander.

### 2. Übungsablauf

- Aufrecht sitzen und die Wärme und den Halt durch den anderen spüren. Beide kreisen gemeinsam den Ball.
- Beide ziehen den Ball mit den eigenen Sitzbeinhöckern zu den Füßen nach vorne und sagen dabei „ziehen, ziehen" (ca. zehn Sekunden) und durch gemeinsames Kommando „loslassen" (ca. 20 Sekunden); 2 x wiederholen.
- Aufmerksamkeit auf die Sitzbeinhöcker richten – beide Partner ziehen mit gleicher Kraft mit dem jeweils linken Sitzbeinhöcker den Ball nach rechts und sagen dabei „rechts, rechts, rechts" (ca. zehn Sekunden, Abb. 40), „und" (Kommando zum Richtungswechsel) „links, links, links" (ca. zehn Sekunden) – zurück in die Ausgangsstellung.

- Zum Schluss wieder gemeinsam den Ball kreisen lassen.

### 3. Wie oft?
Jeweils 3 x.

### 4. Tipps
- Das anstrengende Rollen immer mit der Ausatmung bzw. dem Sprechen verbinden. Das laute Kommando garantiert gemeinsames Ziehen und verhindert ein unfreiwilliges „Absteigen"!
- Erholen Sie sich nach dieser etwas anstrengenden Übung mit summen auf „mmmm":

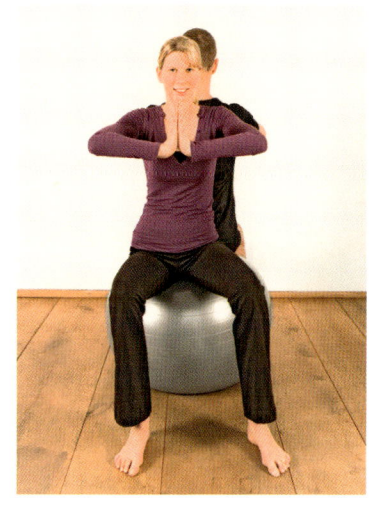

Abb. 40: Gemeinsam sind wir stark, beide ziehen nach rechts

Dazu sitzen Sie auf dem Sitzball und richten Ihre Aufmerksamkeit ganz auf die Kontaktfläche zwischen Beckenboden und Ball und summen ein tiefes, hörbares „mmmm". Genießen Sie die Minivibration und das Wärmegefühl.

### Übung 4: Wandrolle
#### 1. Start
Sie sitzen mit Blick zur Wand aufrecht auf dem Sitzball. Der Ball ist ca. 15 cm von der Wand entfernt. Die Fuß- und Knieinnenseiten berühren die Wand. Die Hände befinden sich außen am Becken oder Oberschenkel oder bei gebeugten Ellenbogen mit den Handinnenflächen an der Wand.

### 2. Übungsablauf

- Die Bewegung geht von den Sitzbeinhöckern aus. Verbunden mit einer Ausatmung auf „chchch" rollen Sie den Ball die kurze Strecke Richtung Wand, und mit der Einatmung rollt der Ball die gleiche Strecke zurück (Abb. 41).
- Während der Rollbewegung zur Wand machen Sie sich ein deutliches Bild von den Muskeln der Acht, wie Sie Ihren Anus zuschnüren und die Muskeln um die Scheide und Harnröhre herum schließen.

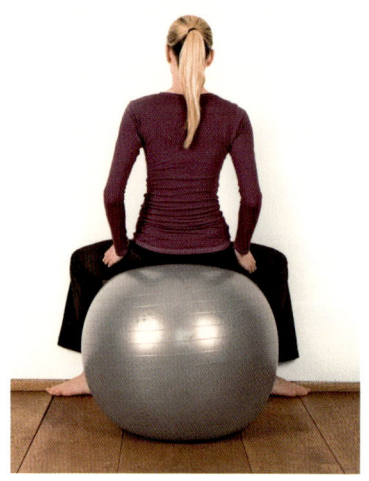

**Abb. 41: Wandrolle**

- Die Sitzbeinhöcker werden zusammen und nach vorne gezogen, das Steißbein zieht zum Schambein und das Schambein zum Bauchnabel.

### 3. Wie oft?
Ca. 5 x.

### 4. Tipp
Spüren Sie der maximalen Anspannung in allen drei Schichten der Beckenbodenmuskulatur nach und genießen Sie danach die Entspannung.

Der Kontakt der Knie mit der Wand muss während der Vorwärts- und Rückwärtsbewegung konstant bleiben. Ihr unterer Rücken wird bei der Übung mitbewegt.

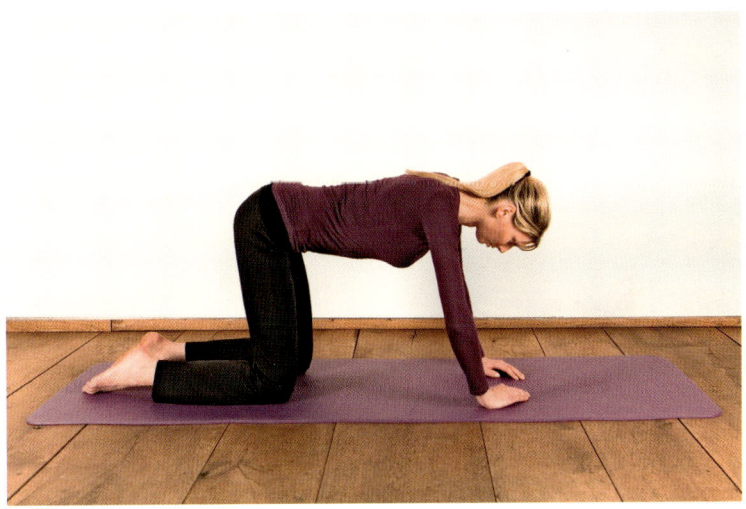

Abb. 42: Wellentanz, Beckenboden unter Zug

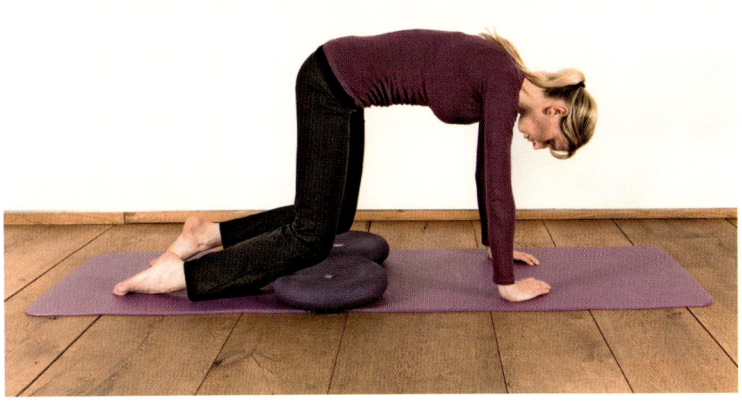

Abb. 43: Wellentanz, mit den Knien auf dem Aero-Step

## Kraft und Ausdauer durch Übungen aus dem Vierfüßlerstand

Der Vierfüßlerstand eignet sich besonders gut zur Kräftigung der Rumpf- und Beckenbodenmuskulatur. Hüfte und Gesäß kommen in Form, alle Beckenbodenschichten werden aktiviert, Koordination, Balance und Gleichgewicht werden gefördert.

### Übung 1: Wellentanz

**1. Start**

Begeben Sie sich auf geeigneter Unterlage (Matte, Decke) in den Vierfüßlerstand. Die Hände sind genau unter den Schultern, leicht nach innen gewendet, die Finger geschlossen und entspannt, die Knie hüftbreit und parallel ausgerichtet. Ziehen Sie die leicht gebeugten Ellenbogen auseinander, bis die Schulterblätter flach anliegen.

**2. Übungsablauf**

- Ziehen Sie den Kronenpunkt (Scheitelpunkt) nach vorne und das Scham- und Steißbein gerade nach hinten.
- Aktivieren Sie mit der Ausatmung Ihren Beckenboden und atmen Sie dann weiter. Während Sie Ihren Beckenboden unter Zug behalten, probieren Sie alle möglichen Bewegungen aus. Der Beckenboden macht dabei die ganze Arbeit. Folgen Sie einfach nur den Sitzbeinhöckern. Der Rücken bleibt lang (Abb. 42).
- Runden Sie den Rücken zum Katzenbuckel und strecken Sie ihn wieder. Bringen Sie den ganzen Rücken vor und zurück wie in der „Hyäne" (s. S. 88).
- Verlagern Sie das Gewicht nach rechts und links, als wäre Ihr Körper einseitig von einer Welle getroffen.

- Kreisen Sie mit den Sitzbeinhöckern, als würden Sie sich auf dem Zifferblatt einer Uhr herumbewegen – im Uhrzeigersinn und gegen den Uhrzeigersinn.
- Atmen Sie dabei weiter – bei jeder Anspannung ausatmen und bei der Entspannung einatmen!

### 3. Variationen

Intensivieren Sie diese Übungen, indem Sie sich unter Händen, Knien und/oder Füßen Ballkissen oder einen Aero-Step platzieren. Das erfordert viel Balance und wechselnde Muskelspannung (Abb. 43).

- Stellen Sie die Füße auf zwei Ballkissen und heben beide Knie etwa fünf Zentimeter an (ausatmen, Beckenboden und Bauch aktivieren).
- Wenn Sie einen Partner haben, kann er kleine Druckimpulse mit dem Handballen auf Schulter und Hüfte geben. Dagegen bauen Sie dann Spannung auf und halten die veränderte Position. Der Beckenboden muss mitmachen und der Rücken lang bleiben.

### 4. Wie oft?

8 x bzw. so oft Sie mögen und den Beckenboden in Ihrer Achtsamkeit behalten.

### 5. Tipps

- Sie können die Übung auch im Knie-Ellenbogen-Stand (Abb. 25) ausführen. Besonders geeignet ist diese Stellung nach einer Geburt, bei Problemen mit den Handgelenken oder wenn eine Senkung vorliegt.
- Nach dieser Kraftübung erholen Sie sich, indem Sie sich räkeln, strecken oder wie eine Katze einkuscheln.

## Übung 2: Marsch

### 1. Start

Begeben Sie sich auf geeigneter Unterlage (Matte, Decke) in den Vierfüßlerstand. Die Hände sind genau unter den Schultern, leicht nach innen gewendet, die Finger geschlossen und entspannt, die Knie hüftbreit und parallel ausgerichtet. Ziehen Sie die leicht gebeugten Ellenbogen auseinander, bis die Schulterblätter flach anliegen.

### 2. Übungsablauf

- Strecken Sie den Rücken, indem Sie den Kronenpunkt (Scheitelpunkt) nach vorne und das Steißbein gerade nach hinten ziehen.
- Geben Sie Druck in die Unterlage mit der rechten Hand und dem linken Knie und bemerken Sie, wie die Spannung diagonal über Bauch-, Beckenboden- und Rückenmuskeln läuft.
- Gleichzeitig werden die linke Hand und das rechte Knie entlastet und lösen sich minimal von der Unterlage (Abb. 44).
- Das Gleiche mit der anderen Diagonale ausführen. Achten Sie darauf, dass die Ellenbogen leicht gebeugt bleiben.
- Wechseln Sie die Diagonalen laufend in einem rhythmischen Tempo, z. B. im Gehtempo, das sind ca. 120 Schritte pro Minute.

### 3. Wie oft?

Drei Durchgänge; jeder Durchgang nach Gefühl ca. eine Minute.

### 4. Tipp

Wissen Sie noch, was Ihre Hände und Knie gerade getan haben? Möchten Sie noch eine Erweiterung der Übung? Sie trippeln langsamer und bleiben auf der rechten Hand und dem linken Knie stehen. Die linke Hand und das rechte Knie schweben etwas über dem Boden. Damit tasten Sie jetzt die nähere Umgebung ab. Wechseln Sie dann die Diagonale. Sie können auch mit rechter Hand und linkem Knie

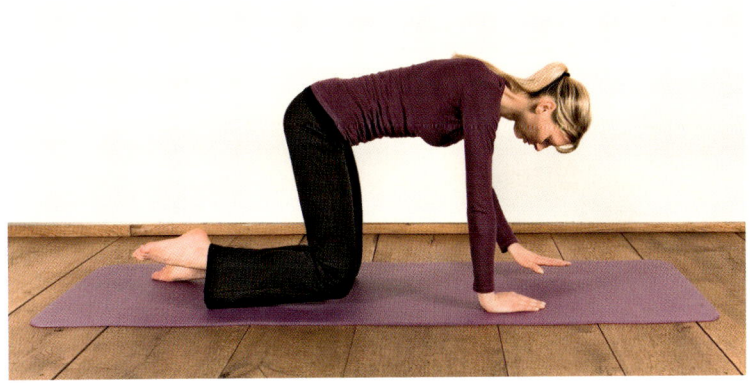

Abb. 44: Marsch

Dreiecke und andere geometrische Formen zeichnen. Jeweils die Diagonale wechseln. Anschließend in Rückenlage ausruhen und nachspüren, wie sich Beckenboden, Rücken und Bauch anfühlen.

### Übung 3: Überkreuz

**1. Start**

Kommen Sie in den Vierfüßlerstand. Arme und Beine sind etwa hüft- bzw. schulterbreit auseinander, die Hände minimal einwärts gedreht, die Ellenbogen leicht gebeugt.

**2. Übungsablauf**

- Aktivieren Sie beim Ausatmen kräftig den Beckenboden und heben Sie gleichzeitig den linken Arm und das rechte Bein.
- Strecken Sie sie diagonal soweit aus, als wollten Sie mit den Finger- und Zehenspitzen die gegenüberliegende Wand berühren; sie bilden mit dem Rücken eine waagerechte Linie. Der Kopf ist auch in diese Linie eingeordnet, der Blick fällt gerade nach unten, als wür-

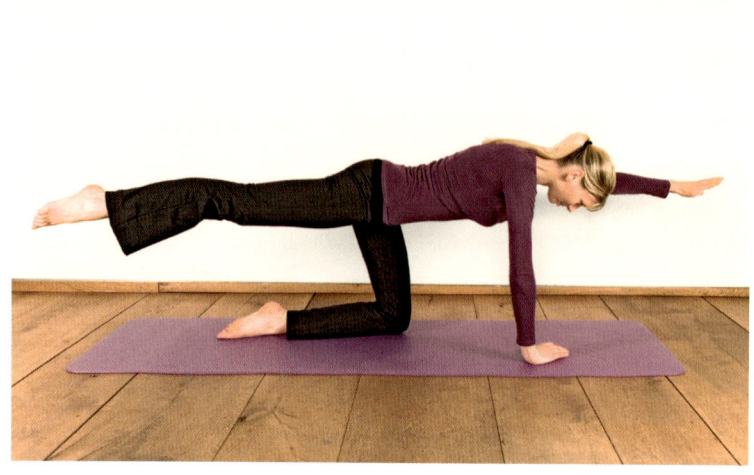

Abb. 45: Überkreuz, aus dem Vierfüßlerstand

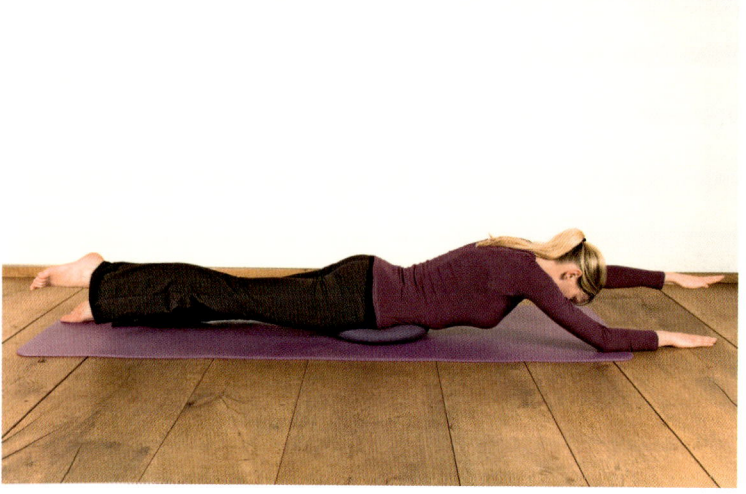

Abb. 46: Überkreuz, in Bauchlage auf dem Ballkissen

den Sie genau unter den Augen ein schönes Ornament entdeckt haben. Fertig ist der Vierfüßler auf zwei Beinen! Sie halten die Stellung über zwei Atemzüge (Abb. 45).

■ Kehren Sie einatmend in die Ausgangsstellung zurück, entspannen Sie Bauch und Beckenboden und wechseln die Diagonale.

■ Wiederholen Sie einige Male den Seitenwechsel und achten Sie darauf, dass der Rücken in Mittelstellung bleibt, kein Katzenbuckel oder Hohlkreuz entsteht und die Atmung nicht angehalten wird.

## 3. Variation

Wenn Sie Ihr rechtes Bein und den linken Arm ausgestreckt haben, so halten Sie die Beckenbodenspannung wie oben beschrieben, lösen sie dann ein wenig und ziehen danach den rechten Sitzbeinhöcker wieder zur Mitte. Wiederholen Sie das beliebig oft, sodass es zu einem leichten Pulsieren kommt, d.h. jeweils an der Seite des gestreckten Beines mehrfach die Beckenbodenspannung etwas lösen und erneut aufbauen, indem Sie die Sitzbeinhöcker zur Mitte ziehen (= pulsieren!) (Abb. 45).

## 4. Wie oft?

Jede Diagonale 3–5 x, je nach eigener Kraft und Intensität der Übungsausführung.

## 5. Tipp

■ Vergleichen Sie einmal, wie gut Ihre Balance ist, je nachdem, ob der Beckenboden angespannt ist oder nicht. Sie werden merken, dass durch die Beckenbodenspannung Ihre Standfähigkeit und Balance viel besser wird!

■ Falls Sie Probleme mit der Koordination oder den Knien haben, aber auf dem Bauch liegen können, führen Sie diese Übung im Liegen aus (Abb. 46): Start: Bauchlage, Arme nach vorn ablegen,

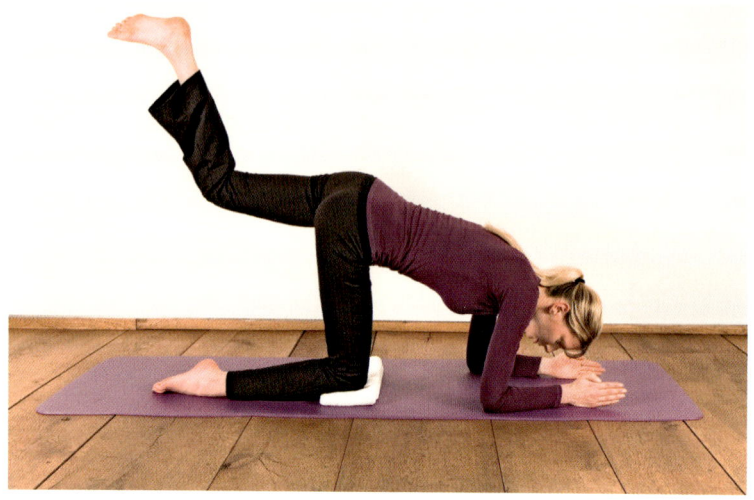

Abb. 47: Po rund, Bein mit gebeugtem Knie heben

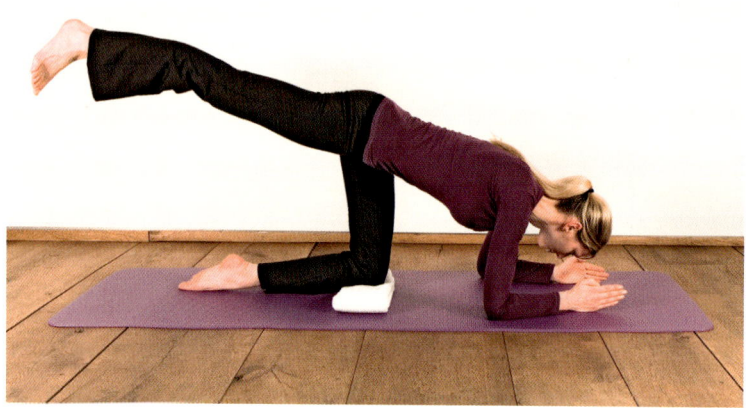

Abb. 48: Po rund, gestrecktes Bein heben

Handinnenflächen zeigen zum Boden, Beine leicht gegrätscht ausstrecken. Bei Bedarf ein Kissen zwischen Beckenkamm und Rippenbogen legen. Übungsablauf: Mit beginnender Ausatmung Sitzbeinhöcker zueinander ziehen und rechten Arm und linkes Bein ausstrecken, ca. fünf Zentimeter anheben und einen Moment halten. Spannung lösen, einatmen usw. wie oben aus dem Vierfüßlerstand beschrieben weiter verfahren.

## Übung 4: Po rund

Durch diese Übung straffen Sie die Muskeln auf ganzer Länge. Das Gewebe wird straff, Hautdellen der Cellulite glätten sich, und der Po wird weiblich rund. Die Gesäß- und alle Beckenbodenmuskeln werden gekräftigt.

### 1. Start

Knie-Ellenbogen-Stand: Knien Sie sich hin und strecken Sie die Füße aus. Stützen Sie die Ellenbogen unter die Schultern und legen Sie die Unterarme mit der Kleinfingerseite auf. Der Kopf ist in Verlängerung der Wirbelsäule.

**Wichtig!** Diese Übung ist nur für Fortgeschrittene gedacht. Durch gut gespannte Bauch- und Beckenbodenmuskeln müssen Sie auf jeden Fall ein Hohlkreuz vermeiden! Der angehobene Oberschenkel wird nicht über Hüfthöhe erhoben, da es sonst ein Hohlkreuz geben könnte.

### 2. Übungsablauf

- Kronenpunkt nach vorne und Sitzbeinhöcker nach hinten hinaus schieben und damit den Rücken in die Länge ziehen.
- Ausatmen: Beckenboden und Bauch in Spannung bringen und mit der Kraft des Beckenbodens das gebeugte rechte Knie nach oben bringen; wenn es geht, den Oberschenkel bis in Hüfthöhe bringen (aber nicht höher, da es sonst zum Hohlkreuz führt) (Abb. 47).

- In der höchstmöglichen Position mit dem Beckenboden pulsieren, d. h. 10 % der Beckenbodenspannung nachlassen und wieder voll spannen (besonders den rechten Sitzbeinhöcker zur Mitte ziehen!). Dabei die Luft nicht anhalten – weiteratmen!
- Knie langsam wieder senken und ein paar Mal auf der gleichen Seite wiederholen.
- Zum linken Bein wechseln und ein paar Mal wiederholen.

**3. Variation**
Zehen aufstellen (also Fußspitzen hochziehen), ein Bein nach hinten ausstrecken und das gestreckte Bein (beim Ausatmen) mit der Becken-bodenmuskelkraft hochheben, bis der Oberschenkel parallel zum Bo-den ist (Abb. 48). In der Endposition mit dem Beckenboden pulsieren (anfangs 10 x, später 30 – 40 x). Einatmen: Das Bein langsam wieder senken. Wenn der Beckenboden vollen Einsatz bringt, werden sich die Muskeln an der Außenseite des Oberschenkels unterhalb der Hüfte fühlbar anspannen!

**4. Wie oft?**
Anfangs 3 – 5 x pro Seite, später jede Seite 12 – 15 x.

**5. Tipps**
- Das Becken wird in seiner Position gehalten. Drehen Sie es nicht zur Seite auf. Sie sollten keine Ausweichbewegungen zulassen.
- Wenn Sie noch eine Belastungserhöhung wünschen, so können Sie in der Endposition kleine Hebebewegungen ausführen.

### Übung 5: Körperbrücke
**1. Start**
Knie-Ellenbogen-Stand: Knien Sie sich hin und strecken Sie die Füße aus. Stützen Sie die Ellenbogen unter den Schultern und legen die

Unterarme mit der Kleinfingerseite auf. Die Finger zeigen nach vorne. Hinterkopf und Wirbelsäule bilden eine Line, der Blick geht zur Unterlage (Abb. 25).

### 2. Übungsablauf

- Ein- und ausatmen, Zehenspitzen aufstellen, den Rücken lang ziehen, Beckenboden- und Bauchmuskelspannung aufbauen (Abb. 49).
- Heben Sie beide Knie vom Boden ab und strecken Sie die Beine, sodass das Becken hochsteigt. Die Unterarme bleiben unverändert liegen. Der Rücken bleibt stabil. Ihr Körper bildet ein Dreieck (Abb. 50).
- Im Zehengang in kleinen Schritten rückwärts gehen, aber nur soweit, wie Sie die Körperspannung halten können und der Rumpf stabil bleibt (Abb. 51).
- Bei gut trainierten Bauchmuskeln können Sie ganz in die Streckung gehen, nur die Zehen und Unterarme/Hände haben Bodenhaftung und sind die Pfeiler Ihrer Körperbrücke. Nun in die Ausgangsstellung zurücktrippeln und verschnaufen.
- Achtung, Luftanhalten muss unbedingt vermieden werden! Deshalb tönen Sie laut: Auf dem Hinweg sagen Sie z.B. „trapp-trapp-trapp", und auf dem Rückweg „tripp-tripp-tripp".

### 3. Variationen

- Führen Sie die gleiche Übung im Vierfüßlerstand aus. Dabei wird das Gesäß wie eine Zugbrücke hochgezogen, sodass ein Körperdreieck entsteht. Bleiben Sie kurz (3–5 Sekunden) in der Position und senken Sic anschießend die Knie langsam wieder ab.
- Beim Kniestrecken ausatmen und beim Herunterkommen einatmen. Wenn Sie länger oben bleiben, atmen Sie einfach weiter. Immer auf eine stabile Körperhaltung achten!

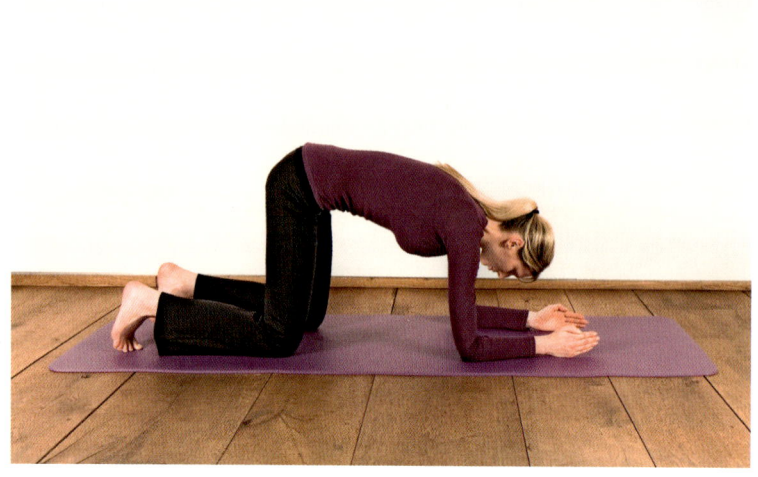

Abb. 49: Körperbrücke, Start

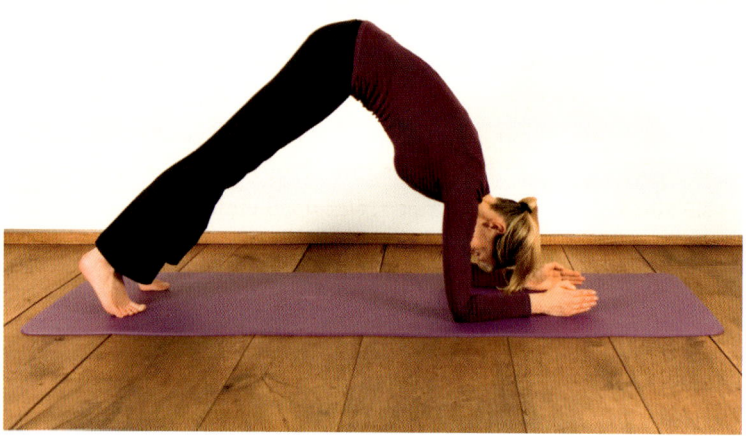

Abb. 50: Körperbrücke am höchsten Punkt

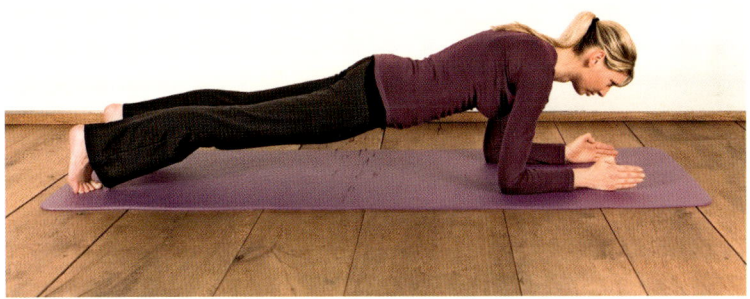

**Abb. 51: Körperbrücke, Endstellung**

### 4. Wie oft?

Je nachdem, wie fit Sie sind, 2–5 x.

### 5. Tipps

- Diese Übung ist zwar anstrengend, aber sie darf keine Beschwerden bereiten. Wenn Sie dabei Schmerzen im Rücken oder Nacken verspüren oder der Blutandrang im Kopf zu stark wird, lassen Sie sie einfach weg und testen sie später noch einmal.
- Wird der Beckenboden gemeinsam mit den übrigen Rumpfmuskeln während der ganzen Übung aktiviert, ist es einfacher, die Wirbelsäule stabil zu halten.

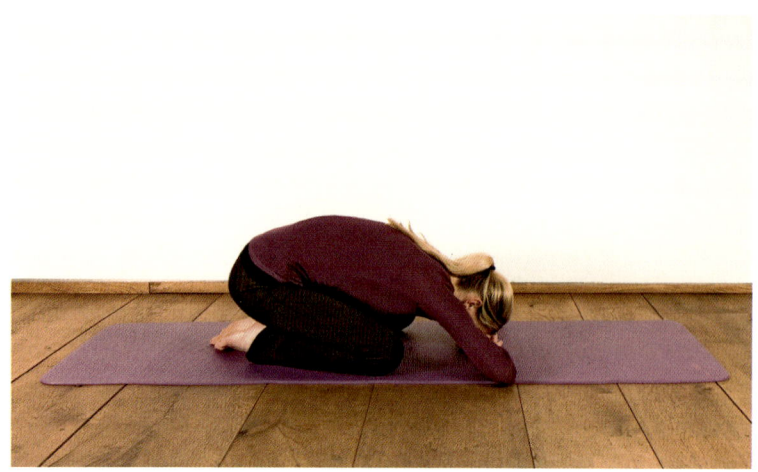

Abb. 52: Frosch

## Übung 6: Frosch

Nach der anspruchsvollen Übung „Körperbrücke" haben Sie eine Entspannungspause verdient!

### 1. Start

Sie begeben sich in die Froschposition, indem Sie aus dem Vierfüßlerstand das Gesäß auf die Fersen senken, die Hände und Arme nach vorne ausstrecken oder unter den Kopf legen (Abb. 52).

### 2. Übungsablauf

- Steißbein nach unten, Kronenpunkt nach oben vorne dehnen. Hals, Schultern und Kopf vollkommen sinken lassen und entspannen.
- Tief und bewusst atmen.
- Mit der Schließmuskelschicht des Beckenbodens zwinkern.
- Sie werden merken, wie mit jedem Atemzug die Hüften weicher werden und Sie tiefer in die Entspannung sinken.

**3. Wie oft?**
Beliebig.

**4. Tipp**
Der Frosch ist eine SOS-Übung, die Sie immer dann zwischendurch anwenden, wenn Sie Kreuzschmerzen oder Schulterverspannungen verspüren.

## Kraft und Ausdauer
## durch Übungen aus der Rückenlage

### Übung 1: Fersenstoßen

Mit dieser Übung wird die Kettenreaktion der Füße mit dem Beckenboden deutlich: Die Muskeln der Beine, der Hüfte, des Beckens arbeiten gemeinsam mit dem Beckenboden. Sie können erleben, wie die beiden Seiten der inneren Beckenbodenschicht unabhängig voneinander arbeiten.

**1. Start**
Rückenlage, Beine angewinkelt, Rücken entspannt in die Unterlage sinken lassen.

**2. Übungsablauf**
- Rücken lang, rechtes Knie zur Brust ziehen und den rechten Oberschenkel mit den Händen umfassen, ohne die Schultern hochzuziehen. Das Becken muss stabil bleiben. Das linke Bein soweit ausstrecken, dass das Knie ca. 20 cm Bodenabstand hat, die Ferse steht auf und die Fußspitze zeigt zur Decke (Abb. 53).

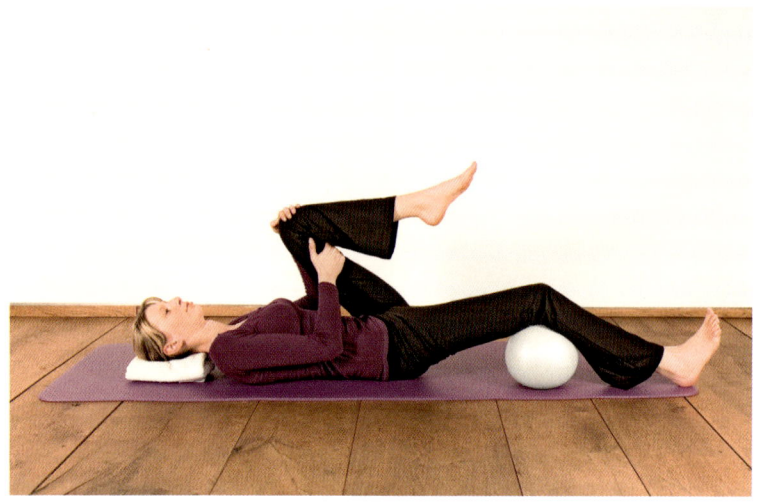

Abb. 53: Fersenstoßen

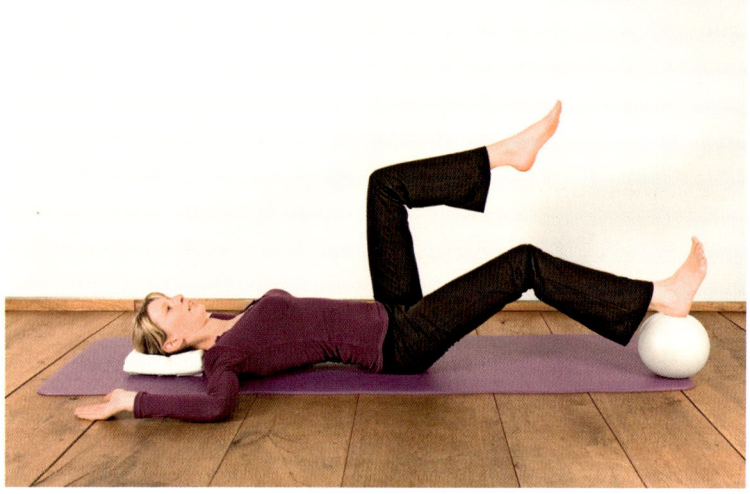

Abb. 54: Fersenstoßen, erschwerte Variation

- Beckenboden schließen, Rücken lang, Ferse senkrecht in den Boden stoßen und spüren, wie besonders die linke Beckenbodenhälfte aktiviert wird.
- Den Druck ein wenig lösen und wieder stoßen (= pulsieren), ca. 10–20 x wiederholen.
- Zurück in die Startposition, entspannen und tief atmen.
- Seitenwechsel.

### 3. Wie oft?

3 x pro Seite.

### 4. Variationen

- Ferse auf eine gerollte Decke oder einen Softball legen und beim Pulsieren die leichte Auswärtsdrehung in den Hüften registrieren.
- Wenn Sie es schaffen: Das gebeugte Bein nicht mehr halten und die Arme nach oben in U-Halte legen (Abb. 54).

### 5. Tipps

- Fühlen Sie mit den Händen an der Hüfte oder an den Sitzbeinhöckern nach, ob Sie die Beckenbodenspannung spüren.
- Beachten Sie, ob beide Seiten gleich gut arbeiten. Aufgrund von Verletzungen kann manchmal eine Seite weniger gut als die andere arbeiten.
- Immer atmen und nach der Übung gut entspannen und weiteratmen!

### Übung 2: Kraftbrücke

Das hochgezogene Becken bei der „Kraftbrücke" bringt Entlastung für den Beckenboden, z. B. wenn Sie lange gestanden oder Lasten getragen haben und vor allem wenn bei Ihnen eine Senkung vorliegt. Die Muskulatur des Beckenbodens, aber auch der Oberschenkelrückseite und des Gesäßes werden gekräftigt.

### 1. Start

Rückenlage, Füße hüftbreit auseinander aufstellen, Arme neben dem Körper (wer kann, legt die Arme in U-Halte hoch). Schultern und Rücken sinken in die Unterlage, auch der Bauch ist vollkommen entspannt und sinkt zum Rücken hinunter.

### 2. Übungsablauf

- Rücken lang (Kronenpunkt nach oben, Steißbein nach unten ziehen), Beckenboden schließen und zusammen, Fersen in den Boden stemmen.
- Beckenboden noch mehr aktivieren, Steißbein zum Schambein ziehen, Schambein zum Nabel aufrollen, bis sich die Rückenwirbel wie eine Perlenkette aufrollen und soweit anheben, wie die Beckenbodenspannung dabei gehalten werden kann (sonst gibt es einen Krampf in den Oberschenkeln!) (Abb. 55).
- Das Schambein ist der höchste Punkt, an dem die Wirbelsäule wie eine Hängebrücke befestigt ist. Anfangs hebt sich die Wirbelsäule wahrscheinlich nur bis zur Lendenwirbelsäule, später kann sich je nach Tagesform die ganze Wirbelsäule hochheben.
- Wenn Sie mögen, bleiben Sie einige Atemzüge oben – mit Beckenbodenspannung –, dann rollen Sie mit Mikrobewegungen langsam abwärts.

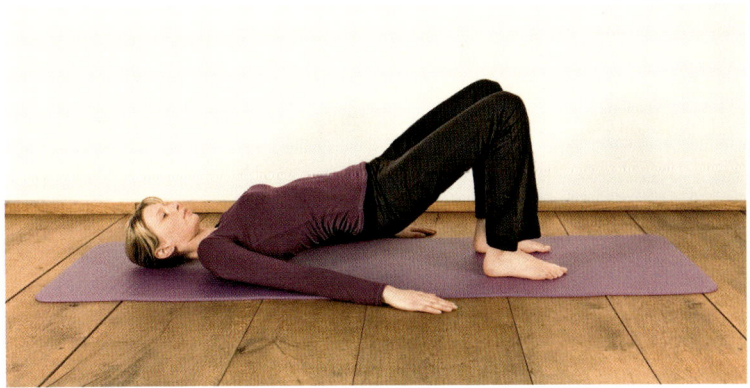

**Abb. 55: Kraftbrücke**

- Lassen Sie zum Schluss (Spannungsabbau) die Spannung aus dem Beckenboden fließen, geben Sie den Fersendruck nach und strecken Sie die Beine aus.
- Entspannen Sie sich ganz und gar, auch das Gesicht und den Kiefer.

**3. Variationen**
- Wenn das Becken auf der Höhe ist, stellen Sie sich vor, ein kleiner Spatz setzt sich auf das Schambein und Sie geben dem Schambein einen kleinen Schubs nach oben, damit der Spatz wieder wegfliegt. Unterstützen Sie es mit einem kleinen „hopp". Der Spatz ist sehr frech und setzt sich gleich wieder aufs Schambein. Wiederholen Sie den Vorgang mehrfach mit „hopp-hopp-hopp".
- Auch im Atemrhythmus kann gearbeitet werden: Aufwärts mit der Ausatmung, am besten auf „chchch", abwärts (Spannungsabbau) mit der Einatmung, unten pausieren.

**4. Wie oft?**
3 x wiederholen, aber nach jeder Übungsausführung pausieren.

### 5. Tipp

Auch bei großer Belastung weiteratmen, sonst ermüden die Muskeln schneller! Es dürfen keine Schmerzen im Nacken auftreten und keine Muskelkrämpfe in den Beinen, die auf zu viel „falsche" Muskelspannung deuten. Auch die Zehen sollen sich nicht festkrallen. In dem Fall die Übung erneut aufbauen.

### Übung 3: Mit den Beinen auf dem Stuhl

**1. Start**

Legen Sie sich auf den Rücken und die Unterschenkel auf einen Stuhl.

**2. Übungsablauf**

- Atmen Sie kräftig aus und genießen über einige Atemzüge die Entlastung des Beckenbodens. Legen Sie die Hände an Unterbauch, Leiste und schließlich Beckenboden und atmen einige Male dorthin (Abb. 56).
- Schicken Sie so Ihrem Beckenboden neue Kraft und Energie.

**3. Wie oft?**

1 x, immer nach anstrengenden Übungen.

### Übung 4: Die Kraftbrücke marschiert am Ort

Wie bei der Kraftbrücke werden auch hier alle Kräfte zwischen Taille und Knie geweckt, der Po geliftet, die Hüftgelenke (Arthrose?) entlastet und die Kreuzschmerzen weggedehnt.

**1. Start**

Siehe „Kraftbrücke", S. 130.

**2. Übungsablauf**

- Rücken lang (Kronenpunkt und Steißbein auseinanderziehen), Gesäß bleibt entspannt.

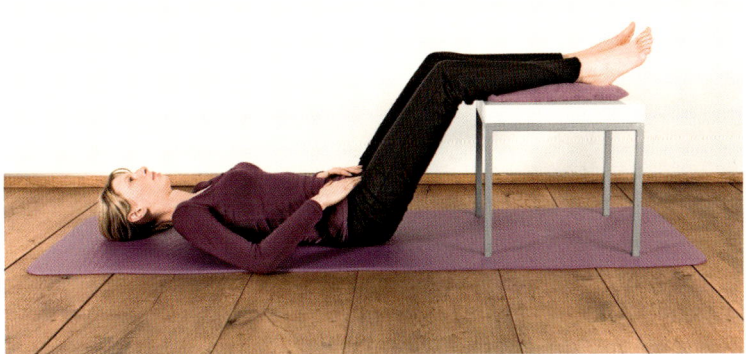

Abb. 56: Mit den Beinen auf dem Stuhl

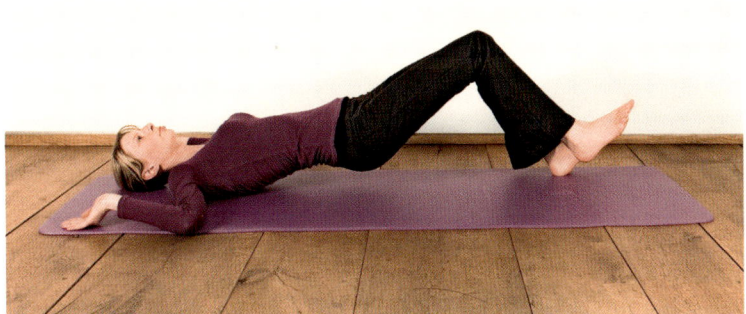

Abb. 57: Die Kraftbrücke marschiert am Ort

- Mit beginnender Ausatmung: schließen, zusammenführen, Rücken lang, das Steißbein zieht zum Schambein.
- Das Steißbein hebt sich zuerst vom Boden, dann das Kreuzbein, dann die Lendenwirbelsäule. Soweit die Beckenbodenspannung hält, den Rücken heben. Dabei weiteratmen und den Fersendruck bewahren.

- Wenn Sie den für Sie höchsten Punkt (nach Tagesform verschieden) erreicht haben, pulsieren Sie, also 5 % der Beckenbodenspannung lösen und wieder voll spannen, mindestens 10 x pulsieren. Steigern auf 40 x!
- Danach den Rücken langsam abrollen und entspannen.

**3. Wie oft?**
3–5 x; wenn Sie geübt sind, auch häufiger.

**4. Variationen**
- Aus der höchsten Position ein Bein ein Zentimeter vom Boden abheben und drei bis zehn Sekunden halten, abstellen, Seite wechseln. Wenn Sie so am Ort marschieren, darf das Becken nicht wackeln, sondern wird stabil gehalten.
- Dies kann auch mit Fersendruck ausgeführt werden: Die Füße werden auf die Fersen gestellt und so wird am Ort marschiert. Spüren Sie, wie jedes Mal die rechte und linke Beckenbodenseite wechselseitig verstärkt aktiviert wird (Abb. 57)?
- Nach dem Ende der Übung lange ausruhen und ruhig atmen.

**5. Tipp**
Atmen nicht vergessen! Es dürfen weder Schmerzen noch Krämpfe auftreten, sonst überfordern Sie sich. Schalten Sie einen Gang zurück!

### Übung 5: Becken entlasten
Diese Übung entlastet den Beckenboden auch vom Druck der Beckenorgane. Sie ist gut, wenn etwas zu sehr nach unten drängt oder das Blut im Beckenboden zu sehr staut. Lendenwirbelsäule und Kreuzbein werden entlastet, der Beckenboden (re-)aktiviert und die Durchblutung verbessert.

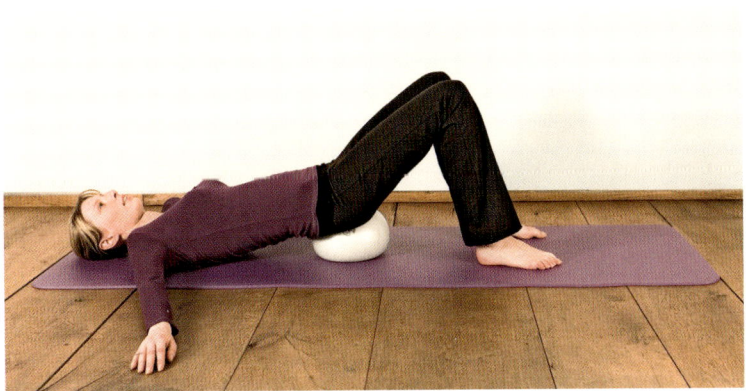

Abb. 58: Becken entlasten, Ball rollt etwas fußwärts

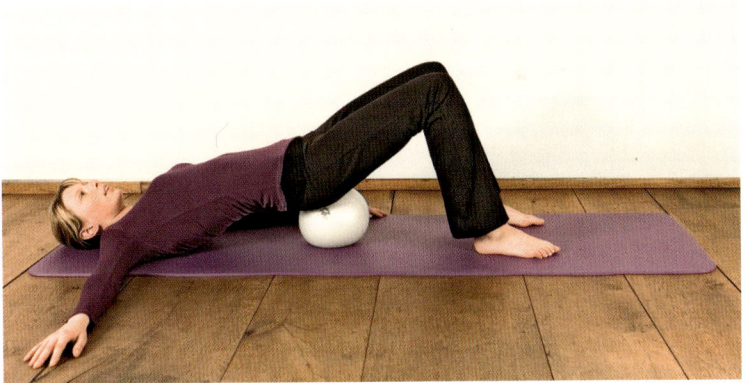

Abb. 59: Becken entlasten, Becken schwingt aufwärts

## 1. Start

Rückenlage, Füße stehen in schulterbreitem Abstand, die Arme sind locker seitlich ausgestreckt. Unter dem Kreuzbein platzieren Sie einen Redondo-Ball oder Ähnliches und lassen nun den Rücken los, so gut es geht, und den Atem fließen.

**2. Übungsablauf**

- Drücken Sie die Füße in den Boden, ziehen Sie den Rücken lang und merken Sie, wie der Ball eine Idee fußwärts rollt (Abb. 58). Wenn Sie jetzt den Bauch vorschieben und den Druck nachlassen, geht der Rücken etwas ins Hohlkreuz (Abb. 59).
- Spielen Sie so etwas hin und her und bemerken Sie, wie der Beckenboden inzwischen automatisch die Zauberformel beherrscht: schließen – zusammen – Rücken lang.
- Auf dem Ball auf- und abschwingen ohne den Kontakt zum Ball zu verlieren. Sprechen Sie dabei „hoppla-hoppla" (bei „hopp" geht der Beckenboden hoch = wird geschlossen, bei „la" geht er hinunter = senkt sich).
- Beenden Sie die Übung, indem Sie den Ball entfernen und dann langsam Wirbel für Wirbel die Wirbelsäule hinunterlassen (s. Kraftbrücke, S. 130).

**3. Wie oft?**

3 x, mit je zehn „hopplas" und Pause auf dem Ball.

**4. Variation**

Beim Beckenrollen die Füße nur locker auf den Boden ruhen lassen. Die ganze Kraft kommt allein aus dem Beckenboden!

**5. Tipps**

- Wenn der Kopf zu sehr nach hinten abfällt, unterlagern Sie die Halswirbelsäule mit einer kleinen (Handtuch-)Rolle. Durch ein Kissen unterm Kopf wird die Halswirbelsäule zu sehr abgeknickt!
- Bei Rückenproblemen tasten Sie sich mit kleinen Bewegungen langsam an diese Übung heran und platzieren den Ball solange um, bis cs damit gut geht.

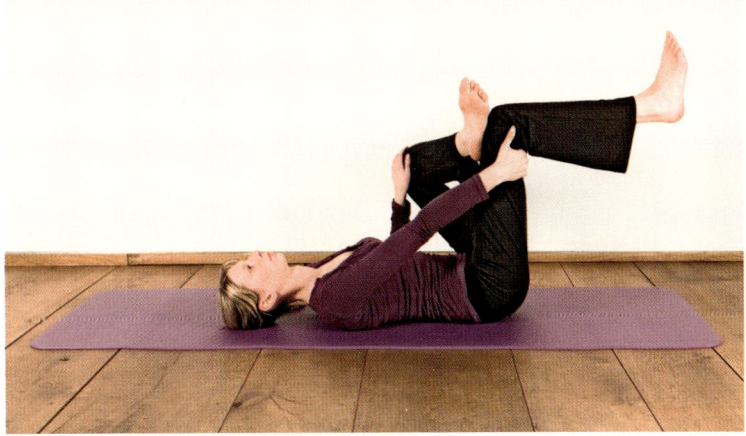

Abb. 60: Po-Stretch

### Übung 6: Po-Stretch

Immer wenn Sie zu viel Spannung im Bereich Becken und/oder Gesäß haben, führen Sie diese Übung aus, oder nach dieser Serie in Rückenlage.

#### 1. Start

Entspannte Rückenlage, Beine anwinkeln, die Füße hüftbreit auseinander aufstellen. Linken Fuß auf den rechten Oberschenkel legen, den linken Oberschenkel ausdrehen.

#### 2. Übungsablauf

- Ausatmen: Mit den Händen das rechte Bein in Richtung Brust ziehen. Gleichzeitig das Knie des linken Beins in die Gegenrichtung vom Körper wegdrücken (Abb. 60).
- Seitenwechsel.

#### 3. Wie oft?

2–3 x für 10–15 Sekunden die Dehnung halten.

#### 4. Tipp

Kopf und Nacken bleiben entspannt auf der Matte liegen.

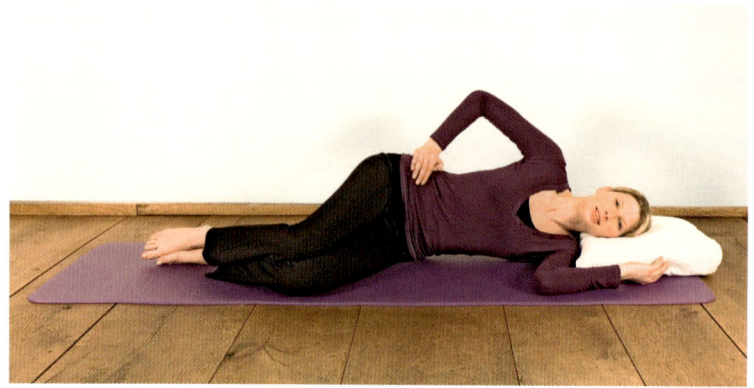

Abb. 61: Taille zeigen

## Kraft und Ausdauer durch Übungen aus der Seitlage

### Übung 1: Taille zeigen

Mit dieser Übung werden Becken und Wirbelsäule seitlich mobilisiert, um die weitere Beckenbodenkräftigung vorzubereiten.

**1. Start**

Seitlage, Beine leicht angewinkelt, untere Hand und ein Kissen unterm Kopf, die obere Hand liegt am oberen Beckenkamm (Abb. 61).

**2. Übungsablauf**

- Bewegen Sie das Becken nach oben zu den Rippen (Taille wird betont) und schieben Sie es anschließend nach unten zu den Füßen (Taille verlängert sich). Kombinieren Sie das mit der Atmung und der Beckenbodenspannung.
- Becken zu den Rippen hoch – einatmen – Beckenboden loslassen, Becken fußwärts schieben – ausatmen – Beckenboden aktivieren (= schließen – zusammen – Rücken lang).

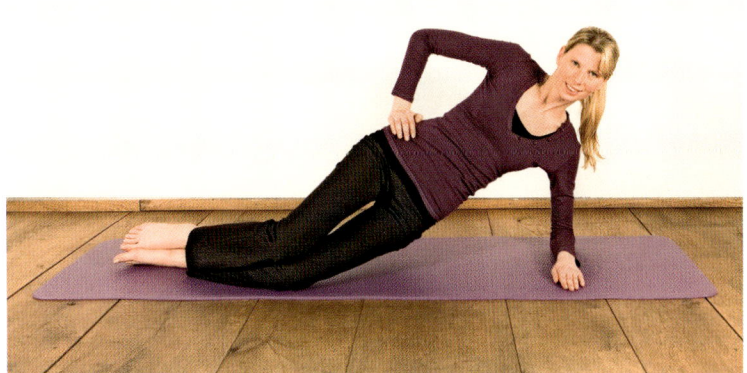

Abb. 62: Seitstütz

- Entspannen Sie danach den Beckenboden und zwinkern Sie abschließend mit den Schamlippen (s. S. 53).
- Seitenwechsel.

**3. Wie oft?**
Je Seite 10 x.

## Übung 2: Seitstütz
Mit dieser Powerübung kräftigen Sie die ganze Rumpfmuskulatur, besonders die seitliche und die Becken- und Oberschenkelmuskeln. Es erfolgt eine Zusammenarbeit mit den Beckenbodenmuskeln.

**1. Start**
Seitlage, Beine leicht anwinkeln; auf den rechten Unterarm stützen, linke Hand am Becken abstützen oder den linken Arm über den Kopf strecken, die Handfläche zeigt nach oben. Die Wirbelsäule muss gerade verlaufen. Der Kopf ist in einer Linie mit der Wirbelsäule, die Hüften stehen exakt übereinander.

### 2. Übungsablauf

- Aus- und einatmen, mit dem Ausatmen den Rücken aufspannen (Kronenpunkt und Steißbein auseinanderziehen) und Beckenboden schließen – zusammen – Rücken lang. Einige Male wiederholen.
- Dann mit dem aktivierten Beckenboden die Hüfte hochheben, bis der Körper eine Linie bildet.
- Das Becken darf nicht nach vorne drehen! Aus dieser Position das Becken 8–10 x heben und senken.
- Seite wechseln.

### 3. Wie oft?

Jede Seite 2–3 x.

### 4. Variation

Beckenschaukeln aus der angehobenen Position: Sitzbeinhöcker nach hinten oben ziehen, dann nach vorne zum Schambein ziehen. So mindestens 10 x hin- und herschaukeln.

### 5. Tipps

- Brustkorb anheben. Die Taille darf nicht durchhängen, sonst gerät das Becken aus dem Lot.
- Sollte der Bauch sich während der Anspannung vorwölben, ist diese Übung noch zu schwer für Sie. Versuchen Sie es nach einiger Zeit noch einmal!

### Übung 3: Kleine Beinschere

Es erfolgt eine Vernetzung und Kräftigung aller Becken-, Beckenboden- und Bauchmuskeln, eine Dehnung und Entlastung des unteren Rückens. Es gibt straffe Formen für Oberschenkel und Gesäß und hilft gegen Reiterhosen.

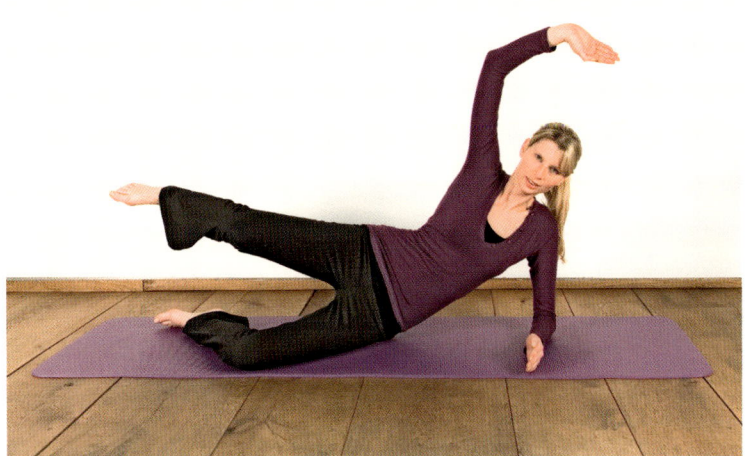

Abb. 63: Kleine Beinschere

### 1. Start
Legen Sie sich auf die linke Körperseite und gehen Sie in die gleiche Startposition wie „Seitstütz" (s. S. 139).

### 2. Übungsablauf (Abb. 63)
- Rücken längen, Beckenboden aktivieren, Taille anheben, bis der Körper eine Linie bildet.
- Das rechte Knie anheben, der Fuß hängt entspannt, die Hüftknochen stehen vertikal übereinander.
- Nun ziehen Sie die Sitzbeinhöcker noch kräftiger zusammen und aktivieren den Beckenboden, bis sich das obere Bein soweit anhebt, dass die Knie etwa hüftbreit stehen. Wenn sich dabei der Oberschenkel leicht nach außen dreht, merken Sie die Vernetzung des Beckenbodens mit den Hüftmuskeln.

- Nun mit dem Beckenboden pulsieren, d. h. volle Spannung, dann 5 % lösen.
- Im Wechsel zuerst 10 x, später auf 25 Pulse steigern.
- Seitenwechsel.
- Entspannen Sie und atmen Sie ruhig und gleichmäßig weiter.

**3. Wie oft?**

2–3 x pro Seite.

**4. Tipps**

- Weiteratmen! Der Winkel zwischen Ober- und Unterschenkel bleibt gleich. Fehlt die Kraft zum Anspannen vom Scheitel bis zum Steißbein, ist die Übung (noch) nicht geeignet!
- Bereitet es Probleme, den Arm solange nach oben auszustrecken, so stützen Sie Ihre Hand ganz einfach am Beckenkamm ab (Abb. 62).

## Übung 4: Liegestütz aus Seitlage

Diese Powerübung stellt hohe Anforderungen an Ihre Koordination und Muskelkraft und sollte erst dann in Ihr Programm kommen, wenn Sie die anderen Seitenlage-Übungen beherrschen. Die Muskeln des Beckens, des Beckenbodens, Bauches und die seitliche Oberschenkelmuskulatur werden gestärkt, der untere Rücken entlastet und gedehnt.

**1. Start**

Seitlage, auf dem Ellenbogen aufgestützt. Dieser befindet sich unter der Schulter, die obere Hand stützt am Beckenkamm. Der Körper bildet eine Linie, die Knie nach vorne angewinkelt ablegen.

**2. Übungsablauf**

- Den Rücken aufspannen, bis die Hüfte sich hebt.

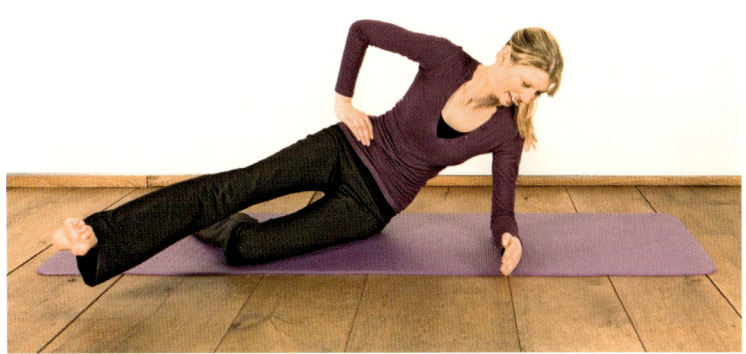

**Abb. 64: Liegestütz aus Seitlage**

- Das obere Bein vor dem Körper lang ausstrecken und das Bein anheben, den Rücken lang ziehen, Beckenboden schließen, die Sitzbeinhöcker zusammenziehen und die Beckenbodenspannung verstärken, leicht lösen, verstärken usw. (= pulsieren). Der aktivierte Beckenboden bewirkt eine leichte Außendrehung des Beines. Die Ferse ist tiefer als die Zehen (Abb. 64)!
- Nach dieser Übung die Anspannung des Beckenbodens kontrolliert und langsam lösen.
- Seitenwechsel.

### 3. Wie oft?
2–3 x, pulsieren jeweils 10–30 x.

### 4. Variation (Abb. 64)
Zur Stabilisation dieser anstrengenden Position drehen Sie den Kopf zur unteren Schulter und halten die Schultern möglichst vertikal übereinander.

**5. Tipp**

Sollte Ihnen das Heben des Beines wegen einer Arthrose im Hüftgelenk schwerfallen, so legen Sie ein Kissen oder einen Ball unter das Bein, bis Ihre Muskeln stark genug sind.

## So viel Zeit muss sein: Entspannung nach jeder Übung

Nach anstrengenden Übungen wie den vorangegangenen, bei denen Kraft und Ausdauer geschult werden, ist eine anschließende Erholungsphase unerlässlich. Der Muskelaufbau findet nämlich nicht während der Spannungsphase, sondern in der Erholungsphase statt!

Sie können dazu den „Bauchschmeichler" (s. S. 48) machen, sich von der „Traumhand" (s. S. 51) führen lassen oder folgende zwei Übungen ausführen.

### Übung 1: Tiefe Atmung

**1. Start**

Für die folgende Entspannung wählen Sie zwischen den bekannten Körperstellungen Bauch- und Rückenlage, dem Knie-Ellenbogen-Stand oder dem Sitz.

**2. Übungsablauf**

- Spüren Sie, wie die Atemluft durch Nase, Mund und Rachenraum in den Brustkorb strömt, sich dort ausbreitet und von innen den Brustkorb weitet, auch unter den Schulterblättern und der Wirbelsäule. Die nachfolgende Ausatmung erfolgt von ganz alleine.
- Jetzt wird die Atmung bis in den Bauchraum gelockt und darf sich dort in allen warmen und kuscheligen Nischen ausbreiten und an allen knöchernen Unebenheiten des rückwärtigen Beckens entlangstreichen.

- Einige Atemzüge wiederholen, bis dieses Bild ganz deutlich ist.
- Nun erfolgt die Ausweitung des Atems bis zum Beckenboden, sodass sich innen der Beckenboden bei der Einatmung entfaltet. Die Ausatmung erfolgt jedes Mal durch den leicht geöffneten Mund.
- Es schließt sich die folgende Übung „Seerose" an

## Übung 2: Seerose

Die Koordination des Zwerchfells und des Beckenbodens wird verbessert. Es kommt zu einem Wechsel zwischen Entspannung und einer behutsamen Aktivierung der drei Beckenbodenschichten, zu einer Verbesserung der Wahrnehmung und Durchblutung des Beckenbodens.

### 1. Übungsablauf

- Sie spüren, wie die Einatmung den Beckenboden entfaltet und löst und wie er sich mit der Ausatmung wieder schließt.
- Nun stellen Sie sich auf dem Grund des Beckenbodens eine wunderschöne Seerose vor. Sie können von oben in die geöffnete Blüte sehen. Bei der Einatmung entfaltet sich die Seerose, und der Beckenboden wird gedehnt und entspannt. Bei der Ausatmung wird die Blüte geschlossen, der Beckenboden wird zur Mitte hin zusammengezogen und etwas angehoben.
- Es entsteht ein fortlaufender Wechsel zwischen Dehnung/Entspannung und eine sich zur Mitte sammelnde Kontraktion des Beckenbodens.
- Nachspüren: Wie hat es gewirkt?

### 2. Wie oft?

3–5 x oder nach Belieben.

## Schritt 4: Becken, Beine, Po fit im Alltag – sich durch den Beckenboden bewegen lassen

### Lassen Sie sich vom Beckenboden aktiv durch den Alltag tragen!

Das tägliche Leben bietet Ihnen unzählige Möglichkeiten, den Beckenboden einzusetzen. Es erleichtert den Alltag ungemein, wenn Sie die Kraft aus der Mitte nutzen. Ich möchte Ihnen einige typische beckenbodenbelastende Situationen aufzeigen und Ihnen dann zeigen, wie Sie aus jeder belastenden Situation nicht geschwächt hervorgehen, sondern gestärkt, weil es für Sie in Zukunft eine Gelegenheit ist, Beckenbodenpower zu entwickeln. Machen Sie sich Ihre Fehler zu Freunden: Ohne dass Ihnen beim Niesen etwas in die Hose geht, wären Sie nicht auf die Idee gekommen, dass hier eine Änderung erfolgen muss. Haben Sie schon mal das Gefühl gehabt, Ihr Beckenboden sinkt unangenehm nach unten, wenn Sie eine Sprudelkiste in den Kofferraum des Autos heben? Da dürfen Sie sich bei Ihrem Beckenboden bedanken, der Sie daran erinnert hat, diesen Zustand zu verbessern!

Der Alltag bietet Ihnen unzählige Möglichkeiten, den Beckenboden ganz nebenbei zu kräftigen, sogar im Büro oder an der Bushaltestelle. Natürlich können Sie ihn auch beim Telefonieren oder beim Kartoffelschälen in der Küche einige Sekunden lang an- und entspannen. Wenn Sie sich erst daran gewöhnt haben, die Beckenbodenübungen in den Alltag zu integrieren, werden Sie schneller Erfolge erreichen und auch Spaß dabei haben!

### Alltagstücken, die den Beckenboden belasten

Sie werden im Weiteren
- die Alltagstücken, die den Beckenboden belasten, erkennen,
- diese Gefahren umschiffen oder ausschalten lernen,
- den Beckenboden in diesen Situationen aktivieren können.

### Die Sache mit dem „Hatschi"

Erinnern Sie sich an die Übung „Hüsteln" (s. S. 54), bei der Sie wahrgenommen haben, wie sich bereits bei leichtem Husten der Damm
nach unten senkt. Das Gleiche geschieht beim Niesen.

Zum Husten und Niesen kommt es meist sehr spontan und unver
hofft. Bei diesen körperlichen Eruptionen wird der Bauchraum mäch-
tig nach unten gedrückt. Ein intakter reaktionsfähiger Beckenboden
federt diesen Druck spontan ab. Wenn Ihr Beckenboden aber nicht
mehr so reaktionsfreudig ist, etwas langsamer und weniger kräftig
reagiert, ist das schnell geschehen: Bei einer Stressinkontinenz geht
als erstes Anzeichen Urin unfreiwillig beim Husten und Niesen ab.

Haben Sie einmal darauf geachtet, dass die meisten Menschen beim
Husten und Niesen gewohnheitsmäßig den Rücken rund machen und
den Kopf hinunternehmen? Das verstärkt den Druck auf die Blase. Es
wird Ihnen nicht gelingen, mit runder Brustwirbelsäule in ausreichender Geschwindigkeit den Beckenboden in Spannung zu bringen.
Da hilft auch kein „Beine-Zusammenklemmen" oder X-Beine-Machen
(Abb. 65)!

Hilfe! Wie umgehen mit dieser Gefahr? Sowie Sie merken, dass Sie husten oder niesen müssen, richten Sie Ihre Wirbelsäule auf, drehen Kopf
und Brustkorb nach hinten und blicken nach hinten oben. Sollten Sie
gerade Auto fahren, richten Sie Ihre Brustwirbelsäule ebenfalls auf, nur
müssen Kopf und Blick nach vorne gerichtet bleiben. Prägen Sie sich
folgendes Motto ein: Husten Sie wie eine vornehme Dame (Abb. 66)!

Selbstverständlich aktivieren Sie immer mehr und immer schneller
auch den Beckenboden beim Hustenbeginn (→ schließen und anheben), aber bitte mit geraden Beinen und nicht mit X-Beinen!

Es ist für Ihren Beckenboden auch hilfreich, wenn Sie dauerhafte
Husten- und Niesursachen beseitigen können (Rauchen, Allergien).
Vor allem sollten Sie Wege finden, einen dauernden Reizhusten zu
vermeiden: Manchen Menschen hilft es den Reizhusten zu vermei-

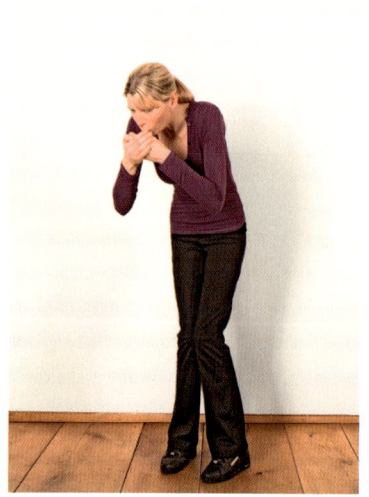

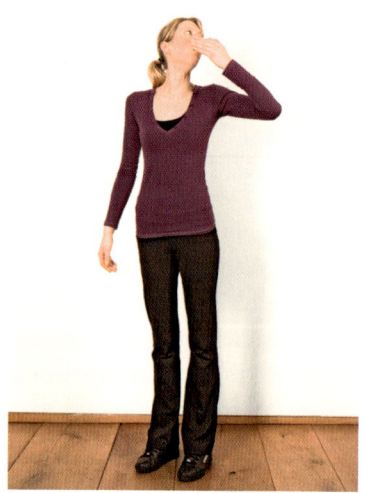

Abb. 65: Wenn Sie beim Husten den Rücken rund machen, geht schnell Urin ab!

Abb. 66: Besser: aufgerichtet husten

den, wenn Sie rechtzeitig den Akupunkturpunkt KG 17 drücken, der in der Mitte des Brustbeins in Höhe der Brustwarzen liegt. In dem Moment, in dem Sie den Hustenreiz verspüren, drücken Sie sofort ca. 90 Sekunden auf diesen Punkt, um den Hustenreiz zu minimieren.

Zur Vermeidung einer Niesexplosion reiben Sie – bevor sich der Reiz richtig aufbaut – mit dem Zeigefinger direkt unter der Nase.

Tipp: Testen Sie an sich selber, d. h. beobachten Sie den Beckenboden mit einem Spiegel, wie er sich beim Husten, Niesen, Luftballonaufblasen oder dergleichen verhält: Geht er nach unten? Oder geht er nach innen und etwas hoch? Ist das erstere der Fall, ist dringender Handlungsbedarf, nämlich den Beckenboden anzuspannen und zu aktivieren.

## Die Sache mit der Haltung

Die aufrechte Körperhaltung – vom Scheitel bis zur Sohle – erlaubt eine optimale Beckenbodenaktivierung. Die innere Beckenboden-schicht gilt als Dirigentin der Körperhaltung. Werden wir von ihr getragen, haben wir eine aufgerichtete Körperhaltung und können so unsere Frau im Leben stehen.

Es gibt aber auch die runde Körperhaltung, wenn wir uns einkuscheln, entspannen wollen. Und die schöne innige Position beim Stillen ist ebenfalls eine runde (Hergebe-)Position, wir lassen dann auch den Beckenboden dahinfließen! Beides zur rechten Zeit hat seine Berechti-gung. Vorsicht ist geboten, wenn wir in einer gerundeten Position, also mit rundem Rücken, körperlich aktiv sein wollen, z. B. um Gegen-stände zu heben. Der Beckenboden ist dann automatisch geöffnet.

Wir schaden damit nicht nur unseren Rücken, sondern auch unse-rem Beckenboden, wenn wir mit gerundetem Rücken sitzen oder Schweres heben und tragen. Die Bauchmuskeln verstärken noch den Bauchdruck, und dieser Druck kann nur in eine Richtung nach unten zum Beckenboden gehen! Ist der Beckenboden bereits geschwächt, verstärkt oder bewirkt das eine Senkung oder führt zur Inkontinenz.

Der Alltag birgt viele Fallstricke für den Beckenboden. Wer sich die-ser bewusst ist, kann auch damit umgehen.

## Gartenarbeit

Heben Sie bei Ihrer Haus- und Gartenarbeit schwere Pflanzenkübel und Körbe oder graben Sie mit Kraft und rundem Rücken den Garten um, transportieren Sie Steine und Gartenmöbel?

Tipp: Lassen Sie sich helfen: Benutzen Sie Sackkarren und Schubkar-ren, die Sie besser ziehen als schieben. Heben Sie nur kleine Porti-onen und heben und tragen Sie mit aktiviertem Beckenboden und mit geradem Rücken: Schwere Gegenstände kippen Sie auf Rollen oder legen Sie auf eine Decke, um sie dann zu ziehen.

Merke: Alles was der Beckenboden tragen kann, ist gut und trainiert ihn, alles, wobei der Beckenboden ausweicht, ist zu schwer und schadet → stehen lassen!

### Einkaufen

Transportieren Sie die Besorgungen des täglichen Lebens zu Fuß nach Hause, verteilen Sie das Gewicht auf zwei statt auf eine Tasche. Wenn Sie mit dem Auto einkaufen: Packen Sie nicht alles in eine große Kiste, die Sie in den Kofferraum und wieder rausheben müssen und schließlich auch noch ins Haus tragen.

Auch hier gilt wie für die Gartenarbeit: kleine Portionen heben und tragen. Alles was sich rollen, ziehen und schieben lässt, wird nicht getragen und ist somit weniger belastend für den Beckenboden. Deshalb benutzen Sie ein Transportmittel wie Fahrrad oder Nachzieh-Einkaufswagen usw.

### Babys und Kleinkinder heben

Babys mögen anfangs noch leicht zu tragen sein, aber auf Dauer werden auch sie schwer und belasten den Beckenboden. Besonders bei einem schwachen Beckenboden, der evtl. nach einer Geburt noch nicht wieder fit ist, führt dieses häufige Tragen ohne ausreichende Beckenbodenspannung und mit rundem Rücken zur weiteren Schädigung (Senkung, Inkontinenz).

Tipp: Beckenbodenschonende Körperhaltung beim Tragen, wenig tragen, Seitenwechsel. Quengelnde Kleinkinder müssen nicht auf den Arm, man kann sich auch zu ihnen hinuntersetzen. Wollen sie doch auf den Arm, lassen Sie das Kind auf den Sessel klettern und nehmen es dann erst auf den Arm. Damit vermeiden Sie das Heben mit rundem Rücken vom Boden!

### Schweres Heben von Pflegebedürftigen oder Gegenständen

Sehr kontraproduktiv für ein beginnendes Beckenbodentraining ist es, wenn Sie kranke oder alte Menschen dauerhaft pflegen, umbetten und transportieren müssen, ob privat oder beruflich. Wenn Sie in einem Handwerksberuf schwere Gegenstände und Maschinen bewegen müssen, fordert das ebenso Ihren Beckenboden.

Tipp: Werden Sie sich zunächst darüber im Klaren, bei welchen Tätigkeiten der Beckenboden belastet wird (entwerfen Sie eine Checkliste). Durch das Beckenbodentraining sind Sie inzwischen soweit sensibilisiert, dass Sie das selbst bemerken können! Überlegen Sie sich, wie Sie diese Gewohnheiten verändern können. Es gibt einen Leitsatz, den es immer zu beachten gilt: Wenn es anstrengend wird: ausatmen (und wenn möglich Beckenboden anspannen)! Sie können sich auch zur Gewohnheit machen, immer wenn es anstrengend wird, ein leichtes Lied durch die Zähne zu pfeifen (was niemand hören muss).

## Sitzen – Stehen – Gehen

### Wie geht es Ihnen?

Haben Sie schon einmal draußen im Café gesessen und beobachtet, wie die Menschen gehen und Lasten tragen? Wie viele haben Sie mit einem beschwingten frohen Gang gesehen, mit erhobenem Haupt, auf dem Sie eine Krone tragen könnten und einem leichten Lächeln auf dem entspannten Gesicht? Ich wünsche Ihnen, dass Sie davon sehr viele gesehen haben, denn die Stimmung, die damit zum Ausdruck kommt, wirkt ansteckend und drückt aus: „Mir geht es gut!"

Leider sehe ich viele Menschen mit einem uneleganten Gang, die sich mit rundem Rücken durch das Leben schieben oder schleichen und nicht erhobenen Hauptes ihre Last tragen. Es sackt alles hinab, der Po, der unsichtbare Beckenboden und die Fußgewölbe, aber auch die Gesichtszüge. Die Bewegung macht keine Freude.

## Das hat gesessen!

Auch beim Sitzen geht den meisten Menschen die Beweglichkeit und Lebendigkeit verloren. Viele hängen nur noch in ihren Stühlen oder Sesseln bzw. sitzen starr und unbeweglich an Tischen und vor Computerbildschirmen. Es ist nie zu spät, seine Körperhaltung zu überprüfen und schlechte Gewohnheiten zu ändern.

## Aktives Sitzen und Stehen

Der menschliche Körper ist dafür gemacht, im Wachzustand reaktionsbereit für Bewegungen zu sein. Wir nennen diesen Zustand

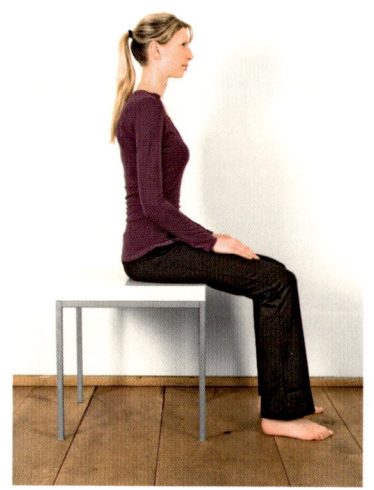

Abb. 67: So ist es richtig: Aktives Sitzen genau über den Sitzbeinhöckern

potentielle Beweglichkeit. Deshalb ist jede starre Haltung, in der man länger verharrt, ungesund, egal ob man auf dem rückenfreundlichsten Stuhl oder dem ergonomischsten Autositz sitzt oder im weichen Sessel hängt oder im Stehen die Knie durchdrückt und die Pobacken anspannt. Wenn Sie viel sitzen oder stehen müssen, sollten Sie all Ihre Phantasie einsetzen, um Ihren Körper dauernd beweglich und lebendig zu halten. Sobald Sie nicht exakt auf Ihren Sitzbeinhöckern sitzen (Abb. 68 und 69) oder mit durchgedrückten Knien stehen, geben Sie Ihre natürliche Spannkraft auf, und die gesamte Muskulatur erschlafft.

**Aktives Sitzen** Sie sitzen auf den Sitzbeinhöckern, die Wirbelsäule ist gerade darüber aufgerichtet, der Beckenboden wird gleichmäßig belastet, Schultern und Nacken sind locker und das Haupt thront

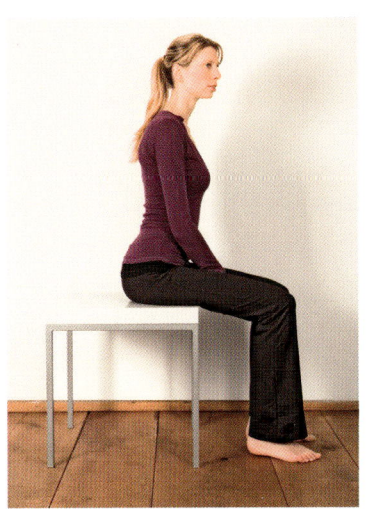 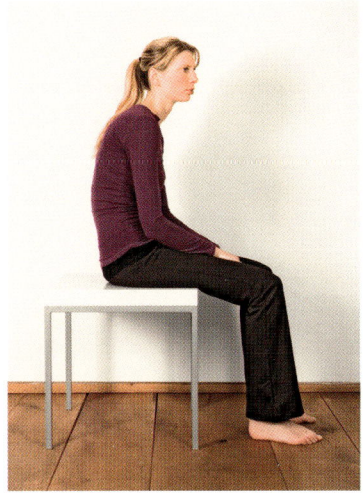

**Abb. 68: Falsch: Steißbein zu weit rausgestreckt, Beckenboden schaut nach hinten**

**Abb. 69: Falsch: Schambein zu weit nach vorne, Beckenboden schaut nach vorne, Rücken rund**

darüber, als säße eine kleine Prinzessinnenkrone darauf (Abb. 67). Die Bauchorgane sind nicht eingeengt und erzeugen keinen unnötigen Druck auf den Beckenboden.

Sobald Sie Ihr Becken nach hinten sinken lassen, geht die Beckenbodenspannung völlig verloren (Abb. 69). Wenn Sie in dieser gerundeten Haltung noch etwas tun, droht echte Gefahr für den Beckenboden, denn der Bauchraumdruck steigt! Wenn dann die Beine noch übereinandergeschlagen werden, weichen die Sitzbeinhöcker noch mehr auseinander, und der Beckenboden wird weiter und gefährdeter. Außerdem ist es für die Venen schlecht.

Für ein aktives Sitzen (auch für unruhige Kinder) eignen sich der Sitzball oder ein Sitzballkissen auf dem Stuhl, weil sie ständige Mikrobewegungen bewirken (Abb. 70 und 71). Auch lassen sich kleine, für

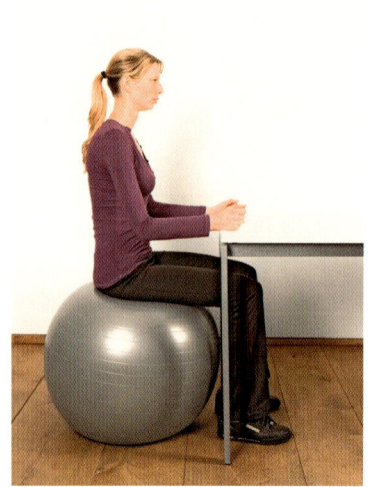

**Abb. 70: Aktives Sitzen auf dem Sitzball ermöglicht ständige Mikrobewegungen**

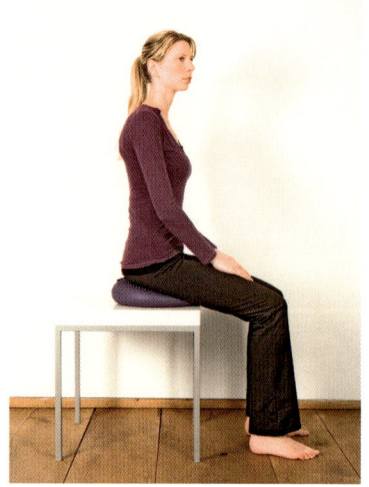

**Abb. 71: Aktives Sitzen mit dem Sitzkissen**

die Umgebung unsichtbare Beckenbodenübungen beim aktiven Sitzen aufführen. Geben Sie nicht auf, wenn Sie noch nicht sehr lange aktiv sitzen können: Zunächst ist es anstrengend und bedarf der Übung.

**Ökonomisches Sitzen** Für längeres Sitzen hat sich eine gut angepasste Rückenlehne oder ein kleines Kissen im Lendenwirbelsäulenbereich bewährt, was das aufrechte Sitzen erleichtert (Abb. 72).

Armlehnen übernehmen Gewicht und entlasten die Lendenwirbelsäule. Ein tiefes Sitzen im Sessel kann Hämorrhoiden provozieren (Bauchraumdruck auf die Beckenorgane).

Jedes längere Sitzen sollte grundsätzlich regelmäßig durch Dehnen, Strecken und Gehen unterbrochen werden. Auch wenn Sie beruflich viel sitzen, sorgen Sie für Abwechslung, damit Sie nicht in der aufrechten Sitzposition „einfrieren". Stehen Sie z. B. zwischendurch auf; legen Sie sich einen zweiten Sitzplatz mit einem anderen Stuhl, Kniesitzer, Sitzball (Abb. 70) oder Stehpult zu. Rutschen Sie auf die vordere Hälfte des Stuhls. Auch das Aufstehen vom Stuhl ist jedes Mal ein Beckenbodentraining, wie bei der Übung „Aufstehen mit Hüftschwung" (s. S. 72).

Es ist besser, Sie sitzen aktiv und aufrecht, hängen nicht in den Seilen und gönnen sich dafür zwischendurch eine richtige

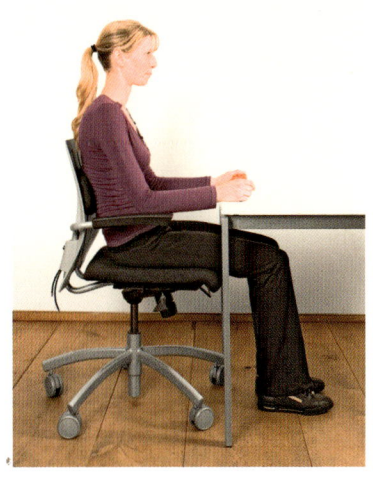

**Abb. 72: So sitzen Sie ökonomisch**

Pause. Auch ist es in vielen Büros einzurichten, dass Sie sich 15 Minuten auf einer mitgebrachten Yogamatte ausstrecken. Wo ein Wille ist, ist auch ein Weg – suchen Sie ihn! Auf jeden Fall wird Ihr Beckenboden es Ihnen danken!

**Bewegtes Stehen** Wenn Sie mit durchgedrückten Knien stehen und das Steißbein nach hinten hinausschieben, werden Ihre Beine starr wie Pfähle im Boden stecken und der Oberkörper wenig Spannkraft besitzen (Abb. 74). Aber auch eine lässige, passive Stehhaltung ist Gift für Ihren Bewegungsapparat, weil Sie in den „Seilen", also den Muskeln und Bändern hängen (Abb. 75).

So steht es gut um Sie: Knie ganz leicht anbeugen, Gewicht gleichmäßig auf beide Füße verteilen, Becken und Wirbelsäule aufrichten, Schultern sinken locker nach hinten hinunter, und der Kopf thront über den Schultern (Abb. 73). Wenn Sie sich nun noch vorstellen, an

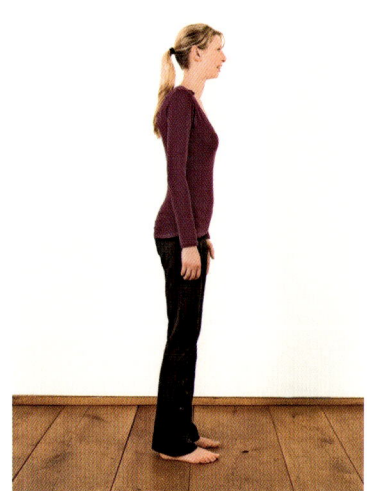 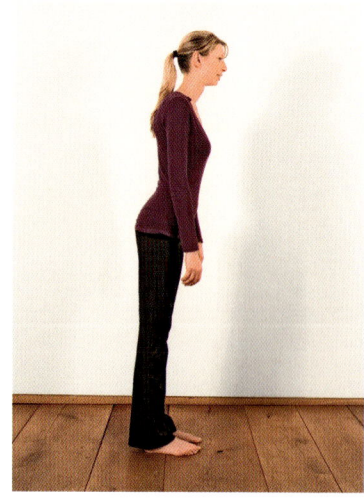

**Abb. 73: So ist es richtig: Aktives Stehen**

**Abb. 74: Falsch: Starres Stehen, der Beckenboden schaut nach hinten!**

Ihrem Kronenpunkt sei ein unsichtbarer Faden angebracht, der oben an einer rosa Wolke befestigt ist und nach oben zieht, ist der ganze Körper im Lot.

Wenn Sie lange stehen müssen, wechseln Sie häufig die Stehposition und die Beinbelastung und geben dem Beckenboden ein bisschen Unterhaltung durch kleine Beckenbodenbewegungen wie „Zwinkern" (s. S. 53), „Metronom" (s. S. 95) oder die „liegende Acht" (s. S. 56). Lassen Sie das Steißbein bewusst zum Boden sinken, ziehen Sie die Sitzbeinhöcker zusammen wie bei „Spannung aktiv" (s. S. 57) und aktivieren Sie den kleinen Pyramidenmuskel am Unterbauch. Setzen Sie sich die Krone auf den Kopf, lassen Sie den Atem fließen und zaubern Sie sich ein kleines Lächeln auf die Lippen!

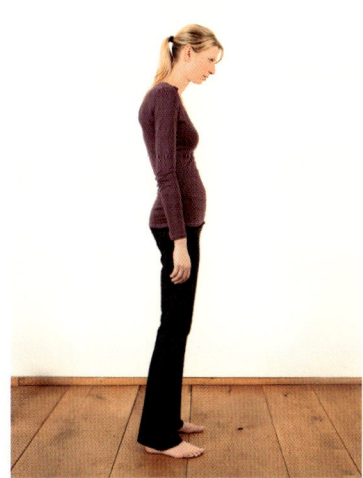 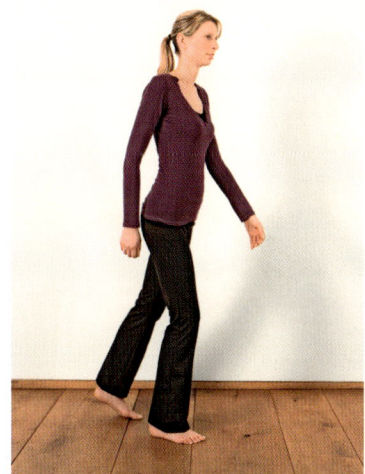

Abb. 75: Falsch: Der Körper hängt in den Seilen, der Beckenboden ist schlaff

Abb. 76: So laufen Sie dynamisch

**Dynamisches Gehen** Behalten Sie die Vorstellung des Fadens, der den Körper im Lot hält, wenn Sie gehen (Abb. 76). Sie sind groß, lassen die Schultern locker und legen den Schwerpunkt etwas tiefer.

Setzen Sie beim Gehen die Ferse des vorderen Fußes bewusst auf. Dann bis zum Ballen abrollen und sich vom Großzehenballen aus abdrücken. Ihre Zehen greifen in den Boden, als würden Sie im Sand laufen.

Für ein bewusstes Gehen mit aktivierten Beckenboden- und Fußmuskeln ist anfangs Barfußlaufen hilfreich. Aber auch sonst ist es immer wieder ein wahres Bewegungserlebnis, barfuß zu gehen. Wenn Sie im Sand laufen, kräftigen Sie Ihre Fußmuskeln. An Ackerrändern oder auf Steinen müssen Ihre Füße „mitdenken", wohin sie den nächsten Schritt setzen wollen. Das hält alle Sinne wach und erfrischt!

Sobald Sie nicht mehr alle Aufmerksamkeit beim Gehen auf die Füße und den Beckenboden richten müssen, gehen Sie etwas flotter und beachten Sie, in welcher Weise die Arme mitschwingen. Die Schultern bleiben locker (Abb. 76). Normalerweise schwingt der rechte Arm zusammen mit dem linken Bein vor und umgekehrt. Das machen Sie bewusst, aktivieren den Beckenboden kräftig und geben sich bei jedem Schritt mit dem hinteren Fuß von den Zehen aus einen kleinen Schubs. Entwickeln Sie einen schwungvollen federnden Gang. Ihr Atem bleibt entspannt. Selbst wenn Sie es eilig haben, behalten Sie ein leichtes Lächeln bei.

Spüren Sie, wie durch die Füße der Beckenboden angesprochen wird: Gehen Sie sooft wie möglich barfuß oder nur auf Socken. Hochhackige und enge Schuhe sind eine Qual für die Füße, da sie die Beweglichkeit der Füße sehr einschränken. Kleine Kinder haben oft noch das richtige Gefühl für ihren Körper und werfen die Schuhe gerne von sich, sobald Papa oder Mama weggucken. Wenn Sie nicht dauernd barfuß oder in Gesundheitssandalen unterwegs sein können, dann heißt das Motto: Abwechseln (so wie Sie auch beim Sitzen und Stehen oft abwechseln sollten)!

Wechseln Sie die Schuhe, so oft Sie können, wechseln Sie die Absatzhöhe, gönnen Sie sich bequeme, flexible Schuhe und ziehen Sie die Schuhe aus, wo immer sich Ihnen eine Möglichkeit dazu bietet.

**Treppensteigen** Benutzen Sie eine Treppe und nicht den Fahrstuhl, denn so trainieren Sie Ihre Venen sowie die Bein- und Beckenbodenmuskulatur.

**Treppauf:** Wählen Sie die kraftvolle Variante und nutzen Sie die Reflexe zum Treppensteigen. Bei der mühevollen Variante, die manche Menschen wählen, wird der ganze Fuß aufgesetzt, der Rücken ist rund und der Körper wird hinterher gezogen.

So ist es richtig (Abb. 77): Sie stehen am Fuß der Treppe, haben Ihre Krone auf dem Haupt, lassen das Steißbein nach vorne unten sinken und schreiten jetzt wie eine Königin erhobenen Hauptes die Treppe hinauf: linken Fuß auf die erste Stufe setzen und den Ballen hinunterdrücken. Derweil hebt sich die Ferse des rechten Fußes vom Boden, und Sie stoßen mit dem Vorderfuß und einem Impuls vom Beckenboden ab. Dieser Impuls bringt Sie in die Höhe, also auf die nächste Stufe usw. Es kommt zu einer fließenden leichten Bewegung, besonders wenn es Ihnen auch noch gelingt, wie beim Gehen Schul-

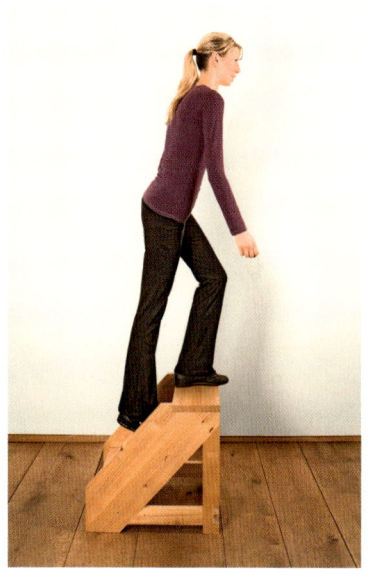

**Abb. 77: Korrektes Treppensteigen mit fließenden leichten Bewegungen**

tern und Arm der Gegenseite vorzuschwingen. So heben Sie Ihr rechtes Bein auf die nächsten Stufe, bringen die linke Schulter gleichzeitig vor und gegengleich weiter – prima, jetzt haben Sie die Diagonalen in Ihrem Körper angesprochen und mehr Energien freigesetzt!

Setzen Sie beim Treppaufgehen nur den Vorfuß auf. Das macht Ihren Gang federnd und verhindert, dass Sie den ganzen Fuß aufsetzen und sich mit gerundeten Rücken mühsam hinaufschleppen.

**Treppab:** Treppen hintergehen wird für Sie zwar weniger anstrengend sein, für Ihren Beckenboden ist es jedoch belastender. Allein durch das Gewicht Ihres Körpers entsteht auf jeder Stufe ein starker Abwärtsschwung, der von einem geschwächten Beckenboden nicht so leicht aufgefangen wird. Deshalb müssen Sie während des ganzen Hin-

untergehens Ihren Beckenboden gespannt halten, was Sie damit erreichen, dass Sie sich eine „Krone" aufs Haupt setzen und mit geradem
Rücken majestätisch hinabschreiten. Korrekterweise hält das obere Bein
das Körpergewicht, bis das untere Bein die nächste Stufe erreicht hat.
Strecken Sie die Fußspitze schon der nächsten Stufe entgegen!
Der Kopf bleibt ruhig, die Schultern locker. Am besten wieder diagonal die Schultern und Arme mit bewegen (rechts Schulter/Arm und
links Bein vor und umgekehrt).

**Bergwandern** Das Gleiche wie für das Treppensteigen gilt auch für
das Bergauf- und Bergabgehen. Beim Bergabwandern haben manche
Frauen Schwierigkeiten, den Urin zu halten. Um das zu verhindern,
müssen Sie die Beinmuskeln genügend trainieren, da sonst bei jedem
Schritt das Körpergewicht von den Gelenken abgefangen werden
muss, was zu schädlichen Belastungen der Gelenke führt. Aber auch
der Beckenboden wird zu sehr erschüttert, wenn die muskuläre Abfe-
derung zu schwach ist.
Sie unterstützen die Beckenbodenkraft, indem Sie beim Hinuntergehen (ob Treppe oder Berg) laut sprechen „hopp-hopp-hopp". Sollten
Sie dabei ein Kind an der Hand haben, wird es sich sicher – genau
wie Ihr Beckenboden – darüber freuen. Singen und prononciertes
Sprechen unterstützt immer die Beckenbodenaktivität.
Trainieren Sie Ihre Beinmuskulatur, z. B. mit täglichen Kniebeugen.
Achten Sie beim Bergabwärtsgehen – wie auch sonst beim Gehen –
darauf, dass die Knie nicht in X-Bein-Stellung sind, weil es schwer ist,
dabei den Beckenboden zu aktivieren.

## Tragen – Heben – Bücken

Jedes Tragen von Lasten führt zur Erhöhung des Bauchdruckes, der
bei einer bestehenden Senkung oder Inkontinenz nicht ausreichend
vom Beckenboden abgefangen werden kann. Am besten sollten Sie,

solange der Beckenboden schwach ist, gar keine schweren Lasten heben oder tragen. Das ist leider nicht immer vermeidbar, deshalb schützen Sie in jeder Alltagssituation wie Bücken, Aufstehen, Treppensteigen, Bergwandern oder Heben und Tragen Ihren Beckenboden durch rechtzeitiges Beckenbodenanspannen mit der Ausatmung und mit geradem Rücken.

## Tragen

Die beste Möglichkeit, etwas zu tragen, ist immer, das zu tragende Gewicht in Ihre Kraftlinie zu bringen. Wenn Sie etwas auf dem Kopf tragen, so sind Kopf und Wirbelsäule aufrecht und Sie werden mit Einsatz des Beckenbodens automatisch kraftvoll und geschmeidig gehen. Leider sind wir in Europa sehr ungeübt im Tragen auf dem Kopf und würden damit auch ziemliches Aufsehen in der Öffentlichkeit erregen!

Ein Rucksack mit Beckengurt wäre die nächstbeste Lösung, wird aber meist nur bei schweren Wanderrucksäcken oder Kleinkind-Tragesitzen praktiziert. Die drittbeste Variante ist es, das Gewicht nicht zu tragen, sondern zu ziehen oder zu schieben. Es folgt die Variante normaler Rucksack, der aber leider ziemlich an den Schultern zieht.

Sie können das Gewicht auch nahe am Körper tragen, z. B. Kleinkinder vorne am Bauch und nicht auf einer Hüftseite.

Verteilen Sie das Gewicht auf zwei Taschen statt auf eine. Schultertaschen schräg über dem Körper tragen, evtl. mit einer Hand von unten abstützen.

Beim Tragen eines großen Gepäckstückes beide Schultern gerade halten und beim Tragen oft die Seiten wechseln.

## Heben

Am Anfang des Lebens weiß der Körper offenbar genau, dass beim Anheben eines schweren Objekts die Wirbelsäule nur dann auf

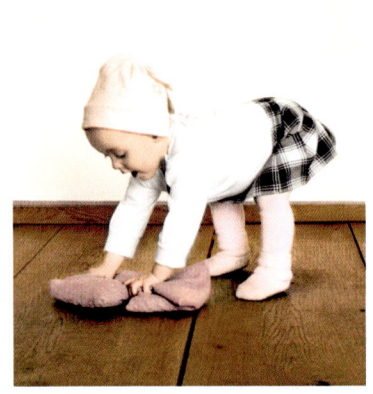

**Abb. 78: Perfektes körpergerechtes Heben können wir uns beim Kleinkind abschauen!**

gesunde Weise eingesetzt werden kann, wenn der Beckenboden mitmacht. Der Rücken ist am geschütztesten, wenn er gestreckt eingesetzt wird, mit einem Hauch von nickendem Kreuzbein. Das stabilisiert das Iliosakralgelenk und macht es fester für das Tragen von Lasten. Dafür ist es aber erforderlich, dass die Hüften ausreichend gebeugt und gespreizt werden können und der Beckenboden genug Elastizität besitzt (Abb. 78).

Immer wenn Sie etwas heben, und sei es leicht wie eine Feder, greifen Sie gleichzeitig mit Ihrem Beckenboden zu. Es muss zu Ihrer zweiten Natur werden, dass Sie jedes Mal mit der Kraft aus der Mitte arbeiten. Nur so verhindern Sie eine weitere Schwächung des Beckenbodens. Denken Sie an Gewichtheber und andere Sportler, die große Anstrengungen mit der Ausatmung (Stöhnen, Schreien, Haurucksagen) verbinden!

Wenn Sie vom Boden Lasten hochheben, stehen Sie hüftbreit dicht am zu hebenden Gegenstand. Beine und Hüfte beugen, das Gesäß nach hinten schieben, der Rücken bleibt gerade. Umfassen Sie die Last mit beiden Händen, aktivieren Sie den Beckenboden und beginnen Sie auszuatmen, bevor Sie das Gewicht mit einer gleichmäßigen Bewegung – nicht hochreißen, das mag der Rücken gar nicht! – und nah am Körper in die Höhe bringen. Wenn die Beckenbodenmuskulatur sich öffnet, erneut anspannen.

Ist es erforderlich, die Last am Stück zu tragen, so atmen Sie weiter, evtl. indem Sie auf „chchch" oder „ppp" ausatmen. Die äußere Beckenbodenschicht immer wieder durch „Zwinkern" aktivieren. Sollte der Beckenboden dennoch nach unten sinken, ist die Last definitiv zu schwer!

In der gleichen Weise wie beim Hochheben stellen Sie auch Lasten ab: breitbeinig mit geradem Rücken in die Hocke gehen und das Gesäß nach hinten hinausschieben. Beachten Sie, wie die Beckenbodenspannung in dem Moment wegfließt, wenn Sie Ihren Rücken runden!

### Bücken

Nicht jedes Mal geht es darum, schwere Lasten vom Boden zu heben. Viel häufiger müssen Sie sich bücken, um etwas vom Boden aufzuheben, ob es nun das herumliegende Spielzeug, Papiere oder Unkraut im Gartenbeet sind. Vielleicht fällt es Ihnen schwer, in die Hocke zu gehen. Vermeiden Sie es in jedem Fall, sich mit rundem Rücken und gestreckten Knien hinunterzubeugen.

Es gibt andere Lösungen, die Ihren Rücken und Beckenboden weniger belasten. So trainieren Sie den Beckenboden bei der Alltagsarbeit und schonen Ihren Rücken:

**Knierutsche:** Wenn Sie kleine Gegenstände aufsammeln müssen oder Unkraut zupfen wollen, so knien Sie sich mit geradem Rücken hinunter auf ein Knie (das Gesäß dabei nach hinten) und stützen sich auf dem vorderen Bein mit dem Unterarm ab. So haben Sie eine Hand zum Arbeiten frei. Die Sitzbeinhöcker können so prima zusammengehalten werden, der Beckenboden ist aktiv beteiligt. So knien Sie auf einem Knie und stützen den ganzen Oberkörper auf dem Oberschenkel ab. Legen Sie eine Polsterung unter das Knie, wenn Sie Ihr Knie schützen müssen.

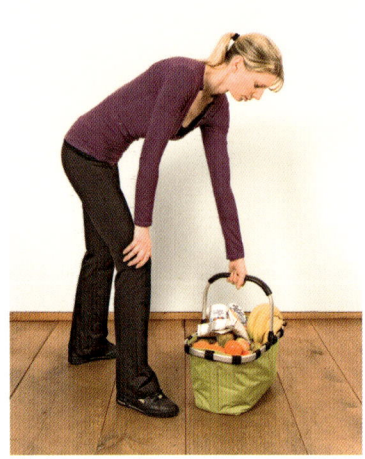 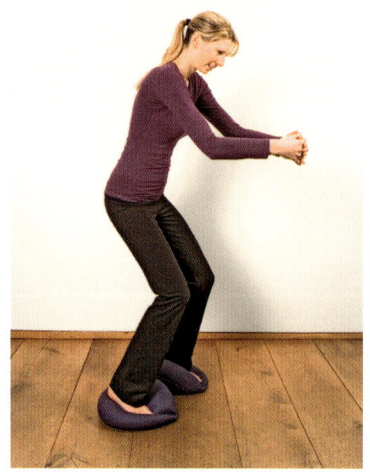

Abb. 79: So gehen Sie korrekt tiefer    Abb. 80: Diese Balanceübung trainiert auch das korrekte Bücken

Manchmal wollen Sie nur schnell z. B. einen Einkaufskorb mit einem Griff heben, der nicht so schwer ist, oder Ihre Knie erlauben kein starkes Beugen. Dann benutzen Sie diese Variante:

**Tiefergehen:** Stellen Sie sich in weiter Schrittstellung vor den zu hebenden Gebenstand und beugen Sie die Knie etwas an. Wenn Sie das rechte Bein vorne haben, stützen Sie sich mit der rechten Hand am rechten Knie ab und greifen mit der linken Hand den Gegenstand. Wenn Sie tiefer gehen, aktivieren Sie sofort mit der Ausatmung zusammen den Beckenboden. Der Oberkörper neigt sich mit gestreckten Rücken soweit vor wie nötig (Abb. 79).

Dabei gilt immer: Rücken gerade, Gesäß nach hinten – nach unten gehen – ausatmen – Beckenboden spannen – heben – mit Beckenbodenspannung wieder hoch! Stölmen (– ausatmen) ist erwünscht und erlaubt!

Tipp: Beginnen Sie jede Anstrengung mit einem Impuls aus dem Beckenboden.

Hier noch eine Körperübung auf dem Sitzball zum Thema Bücken, die auch die Balance mit trainiert:

Stehen Sie mit beiden Füßen hüftbreit auf einem Dynair-Ballkissen und gehen Sie in die Knie. Ihr Rücken bleibt langgezogen und ist in Vorlage. Das Gesäß wird nach hinten gestreckt.

Kommen Sie je nach Trainingszustand 5–30 x hoch und wieder hinunter. Dabei lassen Sie Ihre Beckenbodenmuskulatur kräftig arbeiten: beim Hochgehen ausatmen und den Beckenboden spannen. Wenn möglich, sollten Sie auch beim Hinuntergehen den Beckenboden anspannen, weil das die Bewegung besser steuert und ausbalanciert (Abb. 80).

Wenn Sie kein Ballkissen haben oder es Ihnen zu wackelig ist, stellen Sie sich auf eine gefaltete Wolldecke. Eine Steigerung bedeutet es, wenn Sie beim Bücken den Kopf abwechselnd nach rechts und links bewegen.

## Der Haushalt als Fitness-Studio

Viele Frauen empfinden Hausarbeit als lästig und erschöpfend. Sie strengen sich mit rundem Rücken, durchgestreckten Knien und abgesunkenen Fußgewölben permanent unnötig an. Die Kraft wird oft noch aus den Schultern und Armen statt aus der Körpermitte geholt!

Ihre erste Aufgabe für das Beckenbodentraining im Haushalt heißt: Beobachten Sie sich. Wie tun Sie die Arbeit, wo strengen Sie sich an? Wie wirkt sich die Arbeit auf den Beckenboden aus?

Ab heute nutzen Sie Staubsauger und Besen als Fitnessgeräte und den ganzen Haushalt als Fitness-Studio. Sie werden merken: So macht die Arbeit mehr Spaß, ist wesentlich interessanter, und der gefühlte Zeitaufwand ist viel kürzer. Sie haben danach mehr Zeit zum Ausruhen, Lesen, Musikhören oder wozu auch immer – machen Sie also aus der Hausarbeit ein effektives Beckenbodentraining!

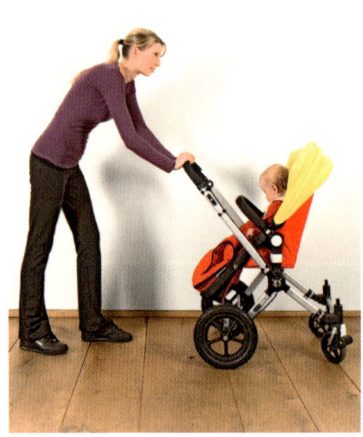 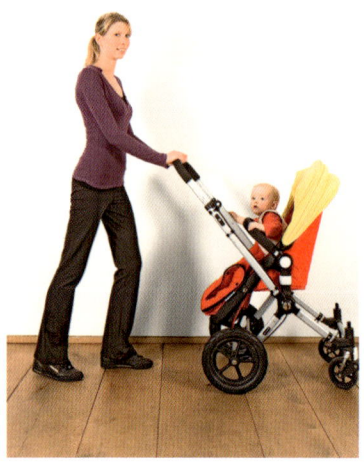

Abb. 81: Falsch: zu runder Rücken bei niedrigem Wagengriff

Abb. 82: Richtig: den Wagen mit gestrecktem Rücken schieben

## Wischen, Fegen, Harken

- In Schrittstellung gehen, die Knie leicht beugen, mit geradem Rücken und Oberkörper aus der Hüfte vorbeugen, Beckenboden spannen, besonders wenn Sie Druck geben (Abb. 83).
- Körpernah fegen.
- Hausgeräte mit langem Stiel benutzen.
- Häufig die Seite wechseln.
- Erde harken Sie in Richtung auf sich zu. Bleiben Sie aufrecht, nehmen Sie die Kraft aus der Körpermitte und bleiben Sie vom Fuß bis zur Hand in einer Kraftlinie!
- Achtung: Wenn Sie einen Kinderwagen schieben, darf dieser nicht so niedrig sein, dass Sic sich bückcn müssen (Abb. 81) – also Rücken lang und Beckenboden aktivieren (Abb. 82)!

## Staubsaugen

Sie können mit weiter Schrittstellung und gebeugten Knien Ihre Bahnen ziehen. Dabei vollziehen Sie noch eine spiralige Drehung des Oberkörpers, bei der Rücken-, Bauch- und Beckenbodenmuskeln in jede Richtung aktiviert werden. Wenn Sie unterm Sofa saugen (oder am Boden etwas auffegen wollen), gehen Sie auf ein Knie hinunter in die Knierutsche (Abb. 84) oder, halten den Rücken stets gestreckt (Abb. 83) und das Gesäß nach hinten. Der Beckenboden unterstützt jede Arbeit.

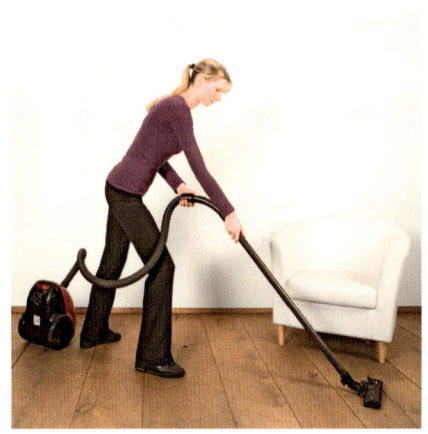

**Abb. 83: Staubsaugen leicht gemacht: mit gestrecktem Rücken**

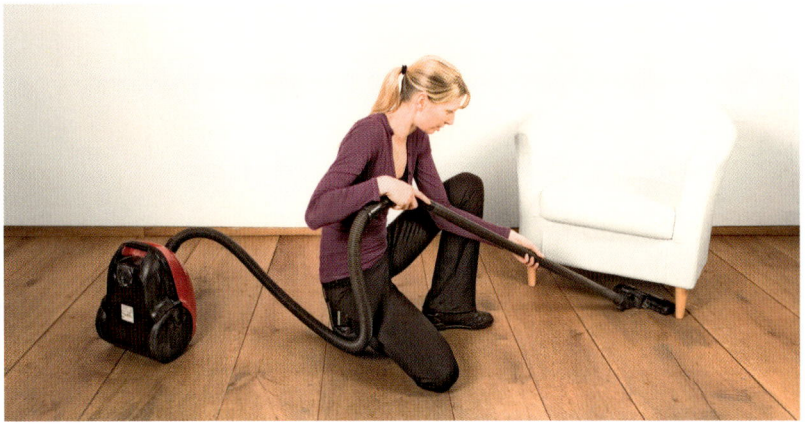

**Abb. 84: Unterm Sessel besser in der Knierutsche saugen**

### Hausarbeit beckenbodenfreundlich – gewusst wie!

Es gibt viele Arbeiten im Haushalt, wo Sie mit dem Druck von Armen und/oder Händen arbeiten und den Bauch gewiss mit anspannen. Doch wie verhindern Sie dabei unnötigen Druck auf den Beckenboden?

Wie ist es beim Töpfeschrubben, Fliesenabwischen, Löcherbohren, Kinder-auf-der-Schaukel-anschubsen oder Rasenmähen mit dem Druck auf den Beckenboden? Können Sie ihn abfedern?

Mein beckenbodenschonender Vorschlag dafür: Gehen Sie in Schrittstellung und bauen Sie eine diagonale Kraftlinie vom hinteren Fuß bis zur Arbeitshand auf. Bei Anstrengungsbeginn ausatmen, den Beckenboden aktivieren und dann die Kraft auf den Punkt konzentrieren, wo sie gebraucht wird, z. B. einen Deckel aufschrauben, ein Regal putzen, Möhren mit der

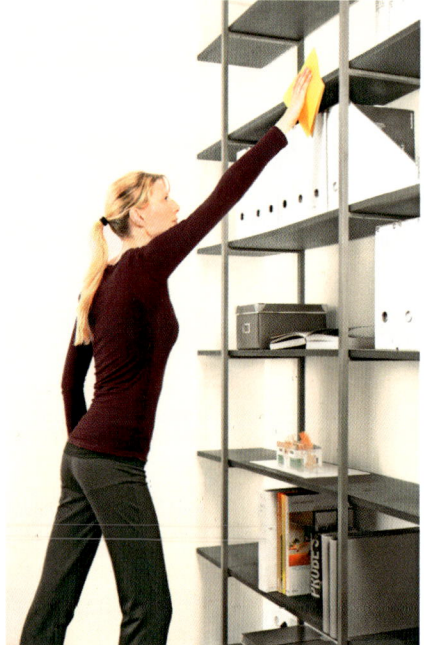

**Abb. 85: Beckenbodenfreundliche Hausarbeit: Die Kraft kommt aus der Körpermitte!**

Handreibe raspeln – das Krafttraining „Hausarbeit" wird beckenbodenfreundlicher durch einen langgestreckten Rücken, Krafteinsatz mit beginnender Ausatmung und den Einsatz der Kraft aus der Körpermitte (Abb. 85).

### Stehen am Herd

Beim Stehen und Rühren im Kopftopf oder beim Schwätzchen mit der Nachbarin können Sie immer mit dem Beckenboden zwinkern, Fahrstuhl fahren, die Körperhaltung mit langem Rücken gut einstellen (Krone auf dem Kopf, Steißbein fußwärts verlängern), Knie locker und Fußlängsgewölbe hochziehen, also keine Knickfüße oder X-Beine!

### Wickeltisch, Kinderbett, Autositz

Das sind beliebte Beckenboden-„Totengräber". Sie müssen sich bücken, in gebeugter Haltung hantieren usw. Hier gilt wie bei der anderen Tätigkeit: Nutzen Sie unbedingt die Schrittstellung. Manchmal ist es möglich, seitlich heranzutreten oder sich mit dem ganzen Körper anzulehnen und so zu stützen.

Die Schrittstellung erreichen Sie auch, indem Sie einen Fuß ins Bett oder ins Auto setzen, die Knie soweit wie möglich anbeugen, das Gesäß rausschieben und den geraden Oberkörper auf dem Oberschenkel abstützen, um so zusätzlichen Druck fernzuhalten. Ihr Beckenboden wird es Ihnen danken, indem er am Ende des Tages nicht durchhängt.

### Autofahren

Autofahren ist für viele Frauen ein tägliches Muss. Ihr Beckenboden arbeitet aber nur spontan mit, wenn Sie richtig im Auto sitzen. Dazu strecken Sie das Gesäß weit nach hinten in den Übergang des Sitzes zur Lehne. Die Wirbelsäule richten Sie so lang wie möglich auf. Vielleicht benötigen Sie eine Lendenstütze. So fährt Ihr Beckenboden mit! In größeren Kurven, in denen sich das Gewicht verlagert, werden Sie merken, wie der Beckenboden aktiviert wird, ebenso bei jedem Fußdruck auf Gas-, Brems- oder Kupplungspedal.

Ein Tipp für die rote Ampel: Greifen Sie nach Herzenslust in Ihr Übungsrepertoire und sagen Ihre Zauberformel zum Beckenboden: „Schließen – zusammen – Rücken lang".

Haben Sie lange Strecken zu fahren und Musik laufen? Dann ist das „Metronom" (s. S. 95) das richtige! Sie spannen im Musiktakt den Beckenboden an! Wenn Sie inzwischen eine geübte Beckenbodentrainerin sind, so können Sie die Übungen „Anker lichten" (s. S. 71), „Hula-Hula" (s. S. 80), „Fahrstuhl nach oben" (s. S. 97) oder „Kirschkerne picken" (s. S. 99) ausführen. Wahrscheinlich finden Sie mit der Zeit eine Standard-Lieblingsübung beim Autofahren, die Sie wach macht, ohne Ihre Aufmerksamkeit vom Verkehr abzuziehen. Nutzen Sie meine persönliche Langstrecken-Autofahrt-Beckenboden-Energieübung (die sich natürlich nicht nur beim Autofahren anwenden lässt)!

### Beckenboden-Energieübung

- Betont aufrecht hinsetzen, einige tiefe Atemzüge nehmen und sich selbst zulächeln. Die Ohren entspannen und weit öffnen. Hallo, Beckenboden! Funktioniert alles? Eine kurze Funktionsüberprüfung:
- Schließen – zusammen – Rücken lang.
- Einatmen und mit dem Ausatmen den Beckenboden spannen und langsam bis zehn zählen. Die Spannung steigt hoch; einatmen und dabei von elf bis 20 zählen und die Spannung langsam abbauen, sodass sie bei 20 wieder unten angekommen ist.
- Loslassen, dann 2 x wiederholen! Danach „zwinkern", d.h. bis 20 zählen und dabei auf alle geraden Zahlen anspannen und auf alle ungeraden Zahlen entspannen. Also eins: entspannen, zwei: anspannen, drei: entspannen usw. bis zwanzig.

- Dabei normal weiteratmen, danach ganz entspannen.
- Die ganze Zeit aufmerksam auf den Verkehr achten. Wenn Sie (noch) zu sehr auf die Übung achten müssen, üben Sie zunächst zu Hause so lange daran, bis es für Sie eine verkehrstüchtige Übung geworden ist. Viel Erfolg und gute Fahrt!

# Tipps und Tricks rund um den Beckenboden

## Tricks zur Blasenberuhigung

Geht es Ihnen oft so, dass Sie zu bestimmten Gelegenheiten überfallartig der Harndrang überkommt und Sie kaum noch die Toilette erreichen können? Dieser Harndrang kann z. B. auftreten vor der eigenen Haus- oder Toilettentür oder beim Entkleiden – und manchmal wird die Toilette nicht mehr trocken erreicht. Evtl. denken Sie auch „Hilfe, ich schaff es nicht mehr bis zur Toilette!" – was dann auch prompt eintritt.

Gehen Sie häufig zur Toilette, um Wasser zu lassen (mehr als 8 x täglich), um dann nur wenig, d. h. unter 300 ml Urin zu lassen? Das alles spricht für eine Reizblase oder Dranginkontinenz, außer Ihr Arzt hat festgestellt, dass es sich um eine Blasenentzündung handelt – die wäre allerdings schmerzhaft und würde medikamentös behandelt.

Die folgenden Tricks sollen Ihre Blase beruhigen und befähigen, den Harndrang etwas hinauszuschieben. Die gleichen Tricks werden auch eingesetzt, wenn Sie zwar eine gute Blasenfüllung haben, aber kein passendes „stilles Örtchen" finden, wo Sie sie entleeren können. So verhindern Sie eine unfreiwillige vorzeitige Blasenentleerung:

### 1. Drücktechnik beruhigt die Blase

- Drücken Sie gezielt mit dem Finger auf die Klitoris oder den Damm. Wenn Sie das für unschicklich halten, geht das auch durch eine Tasche oder unter einem längeren Kleidungsstück.
- Kreuzen Sie die Beine und üben Sie den gleichen Druck mit den Oberschenkeln aus (sogenannte Adduktorenbremse).
- Setzen Sie sich so geschickt auf eine Sessellehne, Stuhlkante, Tischecke oder auf die eigene untergeschlagene Ferse – je nachdem

wie die Situation es erlaubt –, dass Druck auf die Klitoris oder den Damm entsteht.

■ Sie können ggf. auch Ihre Jeanshose so fest durch die „Ritze" ziehen, dass die Naht auf die Klitoris drückt.

■ Egal welchen Weg Sie finden, Druck auf die Klitoris oder den Damm auszuüben: Durch den Druck wird ein Reflex ausgelöst, der die äußere Beckenbodenmuskulatur in Spannung bringt. Wenn der Beckenboden gespannt ist, löst sich die Blasenwandspannung, und die Blase beruhigt sich und speichert weiter!

### 2. Anspannen der Schließ- und Beckenbodenmuskulatur

Das Anspannen der Beckenbodenmuskulatur kennt die Blase vom Abschluss des Harnlassens. Damit signalisiert die Beckenbodenmuskulatur der Blase, dass sie sich nun wieder entspannen und speichern kann. Spannen wir nun gezielt die Beckenbodenmuskulatur an, so erkennt die Blase diesen Reflex und beruhigt sich.

### 3. Imaginäres Bonbonlutschen

Wussten Sie, dass es im Mund eine Reflexzone für die Blase gibt, die ganz leicht und unauffällig in allen Lebenslagen zum Aufschub von Harndrang genutzt werden kann?

Stellen Sie sich vor, Sie würden ein Bonbon lutschen und haben dabei die Zunge genau hinter den zwei oberen und zwei unteren Schneidezähnen am Gaumen. Hier liegen Reflexzonen, die auf den Beckenboden wirken. Drücken Sie mit der Zunge auf die Reflexpunkte hinter den oberen oder unteren Schneidezähnen, gelingt es Ihnen sofort, weiterzuspeichern. Ist das nicht toll? Haben Sie schon mal ein kleines Mädchen gesehen, wie es einen Daumen am Gaumen hinter den oberen Schneidezähnen hat, die Beine zusammenklemmt und Druck auf die Klitoris mit der anderen Hand gibt? Dann wissen Sie, wie der Aufschub von Harndrang reflektorisch funktioniert!

### 4. Trippeln

Auch das gucken Sie sich am besten bei kleinen Kindern ab, die trotz Harndrang nicht zur Toilette gehen: Trippeln Sie von einem Vorfuß auf den anderen. Das hemmt die Blasenaktivität und bringt Spannung in den Beckenboden. Warum? Es gibt verschiedene Erklärungen dafür. Eine davon: Mitten am Fußballen liegt der erste Punkt des Nierenmeridians, der in der chinesischen Akupunkturlehre „Sprudelnder Quell" heißt. Es ist ein Beruhigungspunkt für die Blase. Das nutzen wir und unterstützen die Blase in ihrer Fähigkeit, weiterzuspeichern.

### 5. Das Speichergespräch

Das Speichergespräch können Sie rein gedanklich oder auch richtig mit Worten führen, und seien Sie sicher, die Blase versteht Sie in jedem Fall. Erinnern Sie die Blase daran, wie perfekt sie in der Vergangenheit funktioniert hat, und sagen Sie ihr, dass sie auch in Zukunft wieder all ihre Fähigkeiten zeigen wird, ganz ruhig wird und sehr gut den Urin speichert – sie wird so viel Urin speichern, wie es gerade nötig ist.

### 6. Entspannen und tief durchatmen

Lehnen Sie sich einen Moment zurück, atmen Sie tief ein und aus, lassen Sie das Gesicht und den Kiefer locker und legen Sie die Hand beruhigend auf die Blase. Am besten führen Sie damit kreisende Tellington-TTouch-Bewegungen (s. S. 195) aus.

### 7. Verzögerungstaktik

Sagen Sie sich z. B. „Zuerst erledige ich noch das Befüllen der Waschmaschine oder hole die Post rein oder telefoniere, dann gehe ich zur Toilette."

### 8. Ausatmen auf „chchch"

Wann immer Sie einen besseren Verschluss und eine gute Muskel-spannung im Beckenbodenbereich wünschen, atmen Sie ein paar Mal auf „chchch" aus.

## Das kleine Bettprogramm zur Kontinenzsicherung

Für manche gerade ältere Frauen ist es ein Problem, morgens nach dem Aufstehen aus dem Bett die Toilette trocken zu erreichen. Wahrschein-lich liegt es daran, dass zu dieser Zeit die Muskulatur noch schläft und deshalb die Harnröhre nicht so gut schließen kann. Wecken wir die Schließmuskeln mit ein paar Beckenbodenübungen. Wenn Ihre Mus-kelspannung durch langes Liegen sehr herabgesetzt sein sollte, ist dies ebenso ein geeignetes Programm vor dem Aufstehen.

Andere Frauen sagten mir, sie möchten morgens im Bett schon ein paar Übungen machen, weil sie sehr früh erwachen und dann nicht mehr schlafen können. Hier sind die folgenden Aufweck- und Kräfti-gungsübungen geeignet. Sie dürfen sich natürlich in jedem Fall auch Ihr individuelles Programm aus dem bisher Gelernten zusammenstel-len. Vielleicht haben Sie schon Lieblingsübungen, die Sie auch im Bett ausführen können.

### 1. Traumhand (s. S. 51)

Sollten Sie lieber in Bauchlage liegen, nehmen Sie statt der „Traum-hand" die Übung „Bauchschmeichler" (s. S. 48).

### 2. Reckt und streckt die faulen Glieder

**1. Start**

Sie liegen in Rückenlage im Bett.

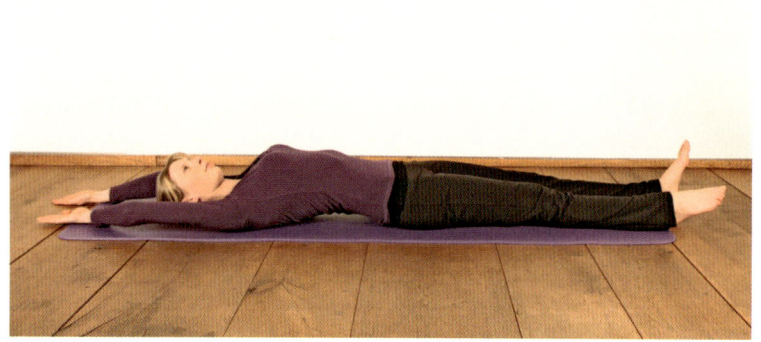

Abb. 86: Reckt und streckt die faulen Glieder

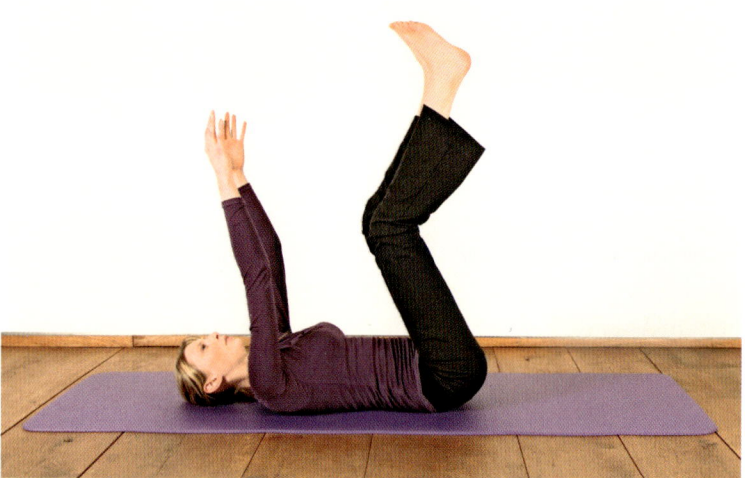

Abb. 87: Bodyshake

### 2. Übungsablauf

- Stellen Sie sich vor, wie sich eine Katze rekeln würde. Die Bewegungen sind geschmeidig und nie ruckartig oder hastig.

■ Strecken Sie Ihre Arme und Hände zur Zimmerdecke, lassen Sie sie aus den Schultern heraus nach oben wachsen. Drehen Sie Arme und Hände nach innen und außen oder bewegen Sie die Arme nach rechts und links. Umarmen Sie sich selbst und bewegen Sie Ihre Arme nach außen. Lockern Sie Arme und Beine und legen Sie sie ab. Dehnen Sie Ihre Arme im Wechsel nach hinten und Ihre Beine im Wechsel nach unten (Abb. 86).

### 3. Die Beckenuhr

Führen Sie die Beckenuhr wie beschrieben (s. S. 67) zunächst ohne gezielten Beckenbodeneinsatz aus und danach mit Bewegungseinleitung vom Beckenboden aus.

### 4. Bodyshake

**1. Start**
Rückenlage, Arme und Beine locker hochheben.

**2. Übungsablauf**
Atmen Sie weiter und halten Arme und Beine solange oben, wie Sie es als mühelos erleben (Abb. 87). Sie dürfen auch Arme und Beine locker schütteln. Das Blut fließt der Schwere nach unten und verbessert die Durchblutung im kleinen Becken.

**3. Wie oft?**
3 x; Sie können die Übung auch mit anderen Übungen des Bettprogramms im Wechsel ausführen, z. B. dem „Marsch" (s. folgende Übung).

**4. Variation**
Leichtes vibrierendes Schütteln mit Armen und Beinen dabei ausführen.

### 5. Marsch (s. S. 116)

Wenn Sie in der Lage sind und mögen, wäre der Marsch im Vierfüß-ler jetzt sehr geeignet. Alternativ dazu marschieren Sie in Rückenlage.

### 6. Marschieren in Rückenlage

**1. Start**

Rückenlage. Die Füße auf die Sohlen stellen.

**2. Übungsablauf**

- Beide Füße einige Male in die Matratze drücken. Dabei hebt sich das Becken leicht (Abb. 88).
- Drücken Sie einmal mehr rechts, einmal mehr links in die Matratze und lassen Sie zu, dass sich dabei auch das Becken einmal mehr links, einmal mehr rechts hebt und dreht.

**3. Variationen**

- Sie stellen nur einen Fuß auf und das andere Bein bleibt ausge-streckt liegen. Drücken Sie Ihre Fußsohle, besser noch die Ferse, sanft in die Matratze. Ihr Becken hebt sich wie von selbst. Wech-seln Sie mehrmals die Seite.
- Dann winkeln Sie beide Beine an und bewegen Ihre Beine und Knie mehrmals nach rechts und links (Abb. 89). Rollen Sie sich auf eine Seite und bleiben Sie auf der Seite liegen.
- In Seitenlage können Sie Ihren Arm in der gleichen Weise bewegen wie zuvor in der Rückenlage bei der Übung „Reckt und streckt die faulen Glieder" (s. S. 175).

### 7. Taille zeigen (s. S. 138)

Wenn Sie eine Übung in der Seitlage ausführen möchten, ist „Taille zeigen" eine prima Weckübung.

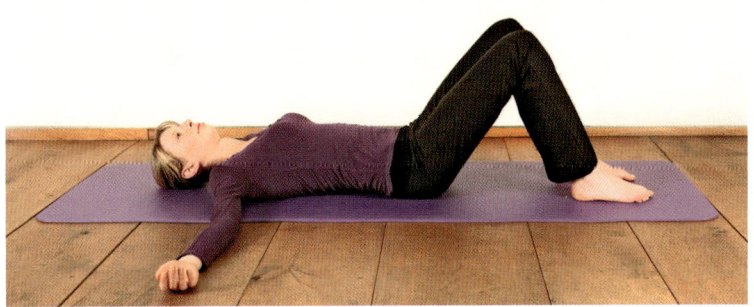

Abb. 88: Marschieren in Rückenlage, Füße in Matratze drücken

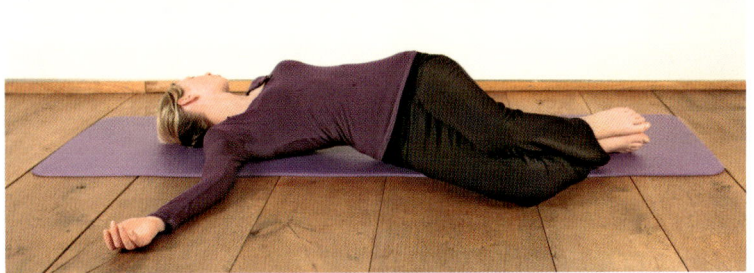

Abb. 89: Marschieren in Rückenlage, Knie sinken zur Seite

## 8. Sitzen am Bettrand

### 1. Start

Sitz am Bettrand.

### 2. Übungsablauf

- Wenn Sie sich jetzt zum Sitzen aufrichten, dann stützen Sie sich auf der Seite, auf der Sie liegen, mit dem Ellenbogen ab. Mit der Hand des anderen Armes stützen Sie sich vor Ihrem Körper ab und kommen zum Sitzen hoch.

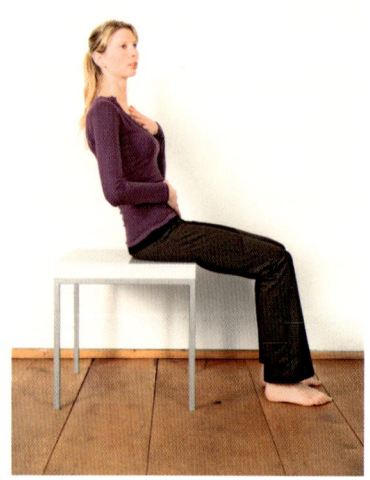 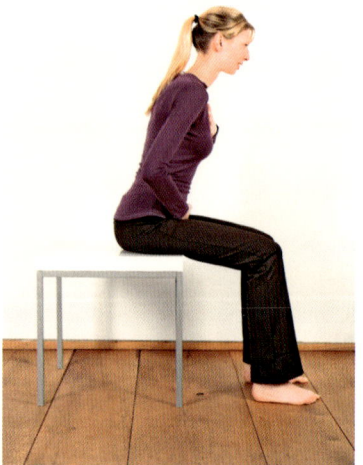

Abb. 90: Sitzbeinpendel nach hinten
= Ausatmung

Abb. 91: Sitzbeinpendel nach vorne
= Einatmung

■ Ruhen Sie noch einen Moment auf der Bettkante und dehnen Sie sich noch einmal über Ihren Oberkörper, über Ihre Arme zu den Händen und Fingern bis zu den Fingerspitzen: mal mit dem einen Arm, mal mit dem anderen Arm, und wenn es geht, nehmen Sie auch beide Arme nach oben.
■ Dabei die Flanken dehnen, d. h. ganz sanft den Körper nach rechts und links bewegen und lustvoll gähnen.

### 9. Drücktechnik
Bringen Sie den Beckenboden in Spannung, indem Sie auf die Klitoris drücken (s. Tricks zur Blasenberuhigung, S. 172).

**10. Sitzbeinpendel** (s. S. 60)

Führen Sie einige Male das Sitzbeinpendel aus. Dazu stellen Sie die Füße fest auf den Boden und strecken den Rücken lang heraus. Verlagern Sie langsam Ihren Schwerpunkt soweit nach hinten (Abb. 90) und dann nach vorne (Abb. 91), wie es Ihnen mit geradem Rücken möglich ist.

**11. Gehen**

Wenn Sie jetzt zur Toilette gehen, so drücken Sie sich bei jedem Schritt kräftig mit dem Vorfuß ab wie beim „Trippeln" (s. S. 174). Zusätzlich können Sie ein imaginäres Bonbon lutschen (s. S. 173), und bei noch weiter bestehendem Blasendruck nach unten auf „chchch" ausatmen und den Schließmuskel fest spannen.

**12. Toilettengang**

Wenn Sie die Toilette dann trocken erreicht haben, nehmen Sie sich Zeit und lassen den Urin von alleine fließen, ohne mit der Bauchpresse nachzuhelfen. Nach dem Urinieren den Beckenboden schließen!

# Wenn die Blase noch mehr Erziehung benötigt

Manchmal brauchen Sie noch mehr Hilfe, um die überaktive Blase zu beruhigen und eine ausreichende Kontinenz zu erreichen, d. h. immer zum gewünschten Zeitpunkt die Toilette trocken zu erreichen. Die Blase sollte nicht Ihr Leben bestimmen.

Es gibt auch Medikamente, die eine Reizblase beruhigen. Diese können jedoch zu Mundtrockenheit, Abnahme der Schweißdrüsensekretion und Herz und Gefäße betreffenden Nebenwirkungen führen. Deshalb ist es günstiger, zunächst nicht-medikamentöse Maßnahmen zu erwägen. Prüfen Sie folgende Punkte für sich:

## Druck auf die Psyche = Druck auf die Blase

Gibt es Druck im psychischen Bereich, der Sie zum „Rennen" bringt? Hat sich etwas in Ihrem Leben verändert, seit Ihre Blase überaktiv ist? Dann können Entspannungsübungen oder autogenes Training helfen.

## Einfluss von Nahrungsmitteln und Getränken

Achtung: Alkohol, Kaffee, Schwarztee, Grapefruitsaft, Kohlensäure, Steinobst, Birnen reizen die Blase zusätzlich. Starten Sie den Versuch, diese Genuss- und Nahrungsmittel über ein paar Wochen wegzulassen und beobachten Sie, was geschieht.

Der regelmäßige Konsum von Kürbiskernen – täglich 1–2 EL – beruhigt die Blase. Preiselbeersaft – täglich 2 x 20 ml – beruhigt ebenfalls die Blase und hindert das Bakterienwachstum, was sich günstig bei Blaseninfekten auswirkt. Bei akuten Infekten 3 x täglich 10 ml Cranberry- oder Preiselbeersaft nehmen.

Die Ernährung hat insgesamt Einfluss auf unsere Lebensqualität. Durch eine gezielte Nahrungszusammenstellung können wir z. B. Wechseljahresbeschwerden lindern sowie Herz-Kreislauf-Erkrankungen oder Osteoporose vermeiden helfen. Die Nahrung sollte möglichst pflanzlich, vollwertig, biologisch und in wenig verarbeiteter Form genossen werden, z. B. ist ein Apfel besser als Apfelmus. Eine Vollwerternährung fördert die Durchblutung und den Stoffaustausch bis in die Beckenbodenmuskelzelle.

## Rauchen

Rauchen ist schädlich für das Gewebe und deshalb auch für den Beckenboden. Rauchen zerstört die kleinsten Blutgefäße und führt zu Ablagerungen in den größeren Blutgefäßen und Zellen. Becken und Beckenboden sind reichlich mit Blutgefäßen und Nerven versorgt. Um die Scheide herum liegen besonders viele davon: Östrogene aus dem Blut regen die Bildung des Zervixschleimes an, das Blutgefäß-Nervengeflecht des Beckens ist wichtig für die sexuelle Erregung, aber auch für den Verschluss der Harnröhre.

### Trinkmenge beachten

Auch bei quälendem Harndrang sollten Sie der Blase innerhalb eines Tages eine ausreichende Trinkmenge von anderthalb bis drei Litern anbieten, sonst entsteht ein Teufelskreis.

Bei ausreichender Trinkmenge ist der Urin hell und geruchlos. War die Flüssigkeitsmenge unzureichend, entsteht ein konzentrierter Urin, der dunkelgelb sein kann und wiederum die Blase reizt.

Es hilft, wenn Sie die Trinkmenge gleichmäßig über den Tag verteilen. Wenn Sie nachts häufig raus müssen, so trinken Sie am Abend nichts mehr.

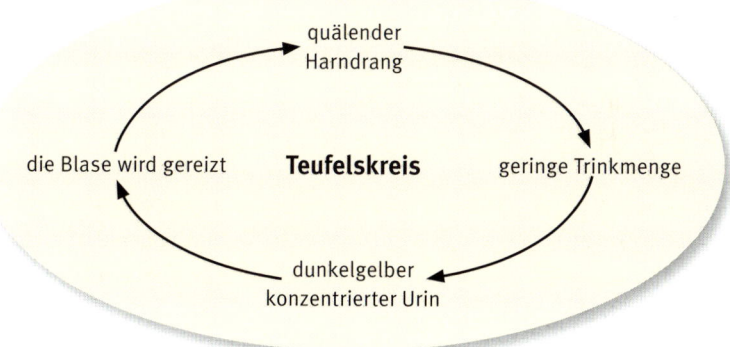

# Gute Toilettengewohnheiten

Jeder Mensch hat seine eigenen Toilettengewohnheiten, die er sich über viele Jahre hin angewöhnt hat. Kennen Sie Ihre? Blasen- und Toilettengewohnheiten sind nicht über Nacht entstanden. Deshalb haben Sie Geduld mit sich, wenn Sie daran etwas ändern möchten.

## Wie sitzen Sie auf der Toilette?

Am besten setzen Sie sich mit geradem Rücken zum Harnlassen auf die Toilette. Das klappt zuhause auch recht gut. Die meisten Frauen mögen sich jedoch auf fremden Toiletten nicht hinsetzen und gehen deshalb in eine Kniebeuge-Stehposition, in der es mühsam ist, den Urin auszuscheiden. Im Kapitel „Bücken" (s. S. 163) haben Sie erfahren, dass Sie gerade in der Stellung mit weit nach hinten rausgestrecktem Gesäß den Beckenboden besonders gut anspannen. Das ist fürs Harnlassen kontraproduktiv, denn da muss sich der Beckenboden entspannen, damit die Blase sich von allein zusammenzieht und ausscheiden kann. Deshalb wird in der Kniebeuge-Stehposition, genauso wie wenn Sie es eilig haben, der Urin mit Hilfe der Pressatmung herausgedrückt. Oft entleert sich dabei die Blase nicht vollständig. Eine größere Restharnmenge kann wiederum Infekte begünstigen.

**Schützen Sie den Beckenboden: Vermeiden Sie Pressen! Bei häufigem Pressen kann es mit der Zeit zu einer Senkung der Organe und des Beckenbodens kommen.**

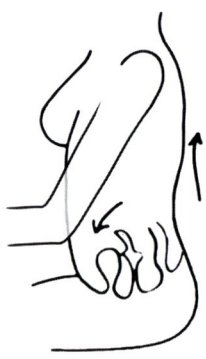

**Aufrechte Position: die optimale Position zum Wasserlassen**

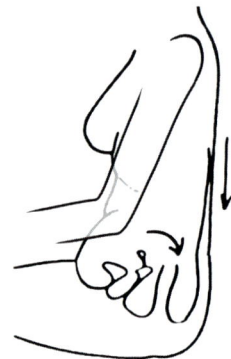

**Nach hinten gelehnte Haltung: die optimale Position für den Stuhlgang**

Wenn es Sie ekelt, dann reinigen Sie den Toilettenring mit Desinfektionsspray (gibt es im Taschenformat zu kaufen) oder legen Papier darauf. Es gibt auch fertige Toilettenringabdeckungen zu kaufen, die Sie in der Handtasche mitführen können.

Wenn Sie nun sitzen, achten Sie darauf, mit gestrecktem Rücken und mit geöffneten Beinen zu sitzen. Wasserlassen geht am besten in aufrechter Haltung, für den Stuhlgang ist eine leicht gerundete und nach hinten gelehnte Haltung am besten. Der untere Rücken sollte nach unten verlängert sein.

Nehmen Sie sich Zeit! Geben Sie Ihren Muskeln Gelegenheit, sich vom Halten zum Loslassen umzustellen. Unterstützen Sie das, indem Sie auf „aaaa" ausatmen und das Gesicht entspannen. Andere altbewährte Maßnahmen sind „bsss-bsss"-Sagen oder den Wasserhahn anzustellen.

## Wie oft gehen Sie auf Toilette?

Lassen Sie sich nicht von Ihrer Blase terrorisieren! Falls die Blase dauernd nach Entleerung schreit und schon vor der Toilette mit dem Entleeren beginnt, versuchen Sie es doch mal mit Rechnen: Wie oft müssen Sie auf die Toilette? Der zeitliche Abstand sollte mehr als zwei Stunden sein, drei Stunden wären ideal; bis 8 x täglich reicht.

Auch sollten mindestens 300 ml entleert werden. Sie können z. B. immer zehn Minuten vor der notwendigen Entleerung die Toilette aufsuchen. Vereinbaren Sie mit Ihrer Blase einen Zeitplan zum Entleeren

**Versuchen Sie Ihre Blase abzulenken.**

und halten Sie sich daran. Natürlich sollen Sie zur Toilette gehen, bevor es in „die Hose geht", aber das ist eben auch Erziehungssache. Vielleicht mussten Sie schon als Kind immer auf Toilette gehen, bevor Sie das Haus verließen. Muss das wirklich sein?

Wenn es sehr drängt, zählen Sie doch erst einmal bis 20, lenken sich ab oder sagen der Blase freundlich: „Jetzt nicht, du kannst noch fünf

Minuten warten!" Wenden Sie die Tricks zur Blasenberuhigung (s. S. 172) an und gehen erst zur Toilette, wenn es nicht mehr so drängt!

# Beckenbodentraining mit Hilfsmitteln

Angst ist blasenaktivierend. Sich „vor Angst in die Hose zu machen" und sich so in eine peinliche Situation zu bringen, regt die Blase erst recht an. Wenn Sie in gewissen Situationen noch nicht ganz sicher sind, ob Sie „dichthalten", so dürfen Sie Hilfsmittel einsetzen. Es gibt heute kleine dünne Einlagen und viele andere Inkontinenzprodukte, die optimal Flüssigkeit und Geruch binden. Lassen Sie sich im Fachgeschäft beraten und Probiersets geben oder informieren Sie sich im Internet.

**Frauen, die an Inkontinenz leiden, sollten schwere körperliche Arbeiten, insbesondere das Hochheben von Lasten, vermeiden.**

Frauen mit einer Belastungsinkontinenz können auch ein spezielles Vaginaltampon benutzen, was den Verschluss der Harnröhre bewirkt, um so z. B. den nächsten Sportwettkampf oder Tanz trocken zu überstehen.

Mit einem trainierten aktiven Beckenboden werden Sie sicher nur noch selten oder nie diese Hilfsmittel benötigen – Geduld ist gefragt!

## Pessare

Bei einer Scheiden- oder Genitalsenkung wird als innere Stütze manchmal ein Pessar in die Scheide eingesetzt. Es gibt unterschiedliche Formen wie Ring- oder Würfelpessare, die meist aus Silikonkautschuk sind. Ein Wegwerfpessar (Conveenpessar) wird bei Inkontinenz eingesetzt. Die Pessare werden von Fachleuten

**Ein Pessar stärkt den Beckenboden nicht, im Gegenteil.**

angepasst und eingesetzt, und im optimalen Fall können Sie sie danach selbst einsetzen und wieder herausnehmen, je nach Bedarf, etwa bei einer starken körperlichen Belastung.

Ein Pessar ist immer eine Notlösung für Frauen, die eine Operation benötigen würden, aber nicht operiert werden können, weil sie z.B. krank sind oder einfach ausprobieren möchten, wie es wirkt. Ein Pessar stärkt auf jeden Fall nicht den Beckenboden, im Gegenteil: Der Beckenboden muss lockergelassen werden, damit des Pessar nicht drückt. Ein begleitendes Beckenbodentraining ist immer angezeigt. Dazu wird das Pessar vorher entfernt!

## Vaginalkonen

Vaginalkonen sind Gewichte, die in die Scheide gelegt werden, um die Beckenbodenmuskeln zu trainieren. Sie haben ein Rückholbändchen wie ein Tampon. Leider führen sie zu einem krampfhaften Halten durch die ohnehin oft schon vom vielen Verkneifen verspannte Muskulatur. Das Ergebnis ist nach dem Herausnehmen (nach ca. zehn Minuten) ein starkes „Durchhängegefühl", wodurch der Beckenboden noch mehr geschwächt wird.

Wer gerne einen Versuch mit einem Konus zum Trainieren unternehmen möchte, ist mit Liebeskugeln besser beraten.

## Liebeskugeln (Geisha-Kugeln)

Liebeskugeln gibt es inzwischen nicht mehr nur in Sexshops, sondern auch in vielen Versandkatalogen. In den Kugeln befinden sich noch eine zweite oder mehrere Metallkugeln, die bei jeder Bewegung der Trägerin ins Rollen kommen und so Vibration erzeugen und den Beckenboden stimulieren. Das erhöht den Grundtonus und regt kleine Muskelbewegungen an. So wird ein verkrampftes Halten wie bei den schwereren Konen vermieden.

Als Ersatz für das Beckenbodentraining können auch sie jedoch nicht eingesetzt werden, aber sie können das Training ergänzen und für mehr Spaß mit dem Partner sorgen.

## Elektrostimulation, Biofeedback und Beckenbodenmuskeltrainer

Es drängen über die Arztpraxen viele Beckenbodentrainingsgeräte auf den Markt. Elektrostimulation und Biofeedback sind Therapieformen, bei denen Menschen mit wenig Körperempfindungen die entsprechende Muskulatur bewusst gemacht werden kann und Spannung und Entspannung trainiert werden. Sie gehören in die Hände von Therapeuten, die speziell dafür ausgebildet sind.

Trainingsgeräte, die für den häuslichen Gebrauch ausgeliehen oder gekauft werden können, sind manchmal zu reinem Muskeltraining einsetzbar. Da sie aber kaum die Wahrnehmungs- und Entspannungsfähigkeit schulen, die eine Grundvoraussetzung für den folgenden Muskelaufbau sind, und auch keine die Körperhaltung oder den Beckenboden belastende Gewohnheiten verändern, sind sie nur angezeigt, wenn dazu ein fachlich qualifiziertes Beckenbodentraining erfolgt. Wird nur mit den Geräten gearbeitet, kann es während des Trainings zu Verspannungen und Schmerzen im Beckenbereich kommen. Nach Ende des Gerätetrainings wird die Muskulatur sehr schnell wieder abgebaut. Oft ist nach wenigen Wochen der alte (schwache) Zustand wieder erreicht.

> **Beckenbodentrainingsgeräte gehören in die Hände von speziell ausgebildeten Therapeuten.**

Fazit: Hilfsmittel sind Hilfsmittel und ersetzen nie ein persönliches aktives Beckenbodentraining, angeleitet durch Therapeuten und weitergeführt mit den Übungen dieses Buches: Wer gut mit seinem Köper vertraut ist und sich auf die Wahrnehmungsübungen einlässt, kann allein damit den Beckenboden in Bestform bringen.

> **Hilfsmittel sind Hilfsmittel und ersetzen nie ein persönliches aktives Beckenbodentraining.**

## Medikamente

Vielleicht müssen Sie wegen anderer Erkrankungen Medikamente nehmen. Es gibt Medikamente, die einen negativen Einfluss auf das Gewebe und damit auf den Beckenboden haben – das heißt nicht, dass Sie diese Medikamente nicht mehr nehmen sollen.

■ Antidepressiva beeinträchtigen manchmal die nervliche Versorgung der Blase und Harnröhre.
■ Beta-Rezeptoren-Blocker (die z. B. bei Herzkrankheiten eingesetzt werden) können durch die hemmende Wirkung auf den Sympathikusnerv den Beckenboden schwächen.
■ Diuretika verstärken die Dranginkontinenz und vermehren den unbemerkten Urinabgang, die Urinmenge und Ausscheidung.

# Selbsttest: Arbeitet Ihre Blase perfekt?

Um zu überprüfen, ob die Blase perfekt arbeitet, können Sie einmal wöchentlich in Form eines Tagebuches Ihre Trink- und Entleerungsmengen aufzeichnen. Man nennt das ein Miktionstagebuch (Miktion = Wasserlassen). Dazu müssen Sie Messbecher, Stift und Papier bereithalten. Die Blase arbeitet perfekt, wenn

■ Sie nachts nicht mehr als 1 x zum Wasserlassen aufstehen müssen,
■ Sie bei einer Entleerung 300–550 ml Harn lassen,
■ Sie täglich zwischen 1,5–2 l ausscheiden – bei ausreichender Trinkmenge: mindestens 1, 5 l Wasser,
■ die Differenz zwischen Einfuhr (Trinkmenge) und Ausfuhr (Urinmenge) im Rahmen von 500 ml und mehr liegt (Abweichungen gibt es, wenn Sie sehr viel schwitzen oder Durchfall haben).

Wenn Sie das geschafft haben, sollten Sie sich gratulieren. Wenn nein, führen Sie das Miktionstagebuch weiterhin einmal wöchentlich und befolgen die Tricks zur Blasenberuhigung und machen Ihre

Übungen. Besprechen Sie das Tagebuch auch mit Ihrem Arzt oder Ihrer Ärztin.

Haben Sie inzwischen den persönlichen Fragebogen – Selbsttest zur Beckenbodenfitness (s. S. 33) – wiederholt und mit dem Trainingsbeginn verglichen? Daran können Sie genau Ihre Fortschritte bemerken und sich freuen. Verbinden Sie weiterhin Ihre Alltagsaktivitäten mit der Beckenbodenarbeit und arbeiten Sie Ihr persönliches Übungsprogramm durch!

| Datum | Uhrzeit | Trinkmenge Wie viel und was? | Drang Wie stark? | Ungewollter Urin-/Stuhlverlust In welchen Situationen? Wie viel Urin/Stuhl ging ab? | Urinmenge Wie viel ml pro Mal? | Bemerkungen |
|---|---|---|---|---|---|---|
|  |  |  |  |  |  |  |
|  |  |  |  |  |  |  |
|  |  |  |  |  |  |  |
|  |  |  |  |  |  |  |
|  |  |  |  |  |  |  |
|  |  |  |  |  |  |  |
|  |  |  |  |  |  |  |

So könnte Ihr Miktionskalender aussehen

# Beckenbodentraining nach Unterleibsoperationen

Es gibt sehr viele Gründe für Unterleibsoperationen. Keine Operation ist ohne Risiko. Deshalb ist von modischen Schönheitsoperationen dringend abzuraten. Zwar gibt es dringende Operationen, wie z. B. bei

Tumoren oder unstillbaren Blutungen, aber weniger wichtige Operationen müssen genauso gut überlegt, beraten und geplant werden.

Frauen, die keine Kinder mehr bekommen möchten, schätzen ihre Gebärmutter oft nicht mehr so sehr. Auch in der Medizin wird sie nicht immer für so wertvoll erachtet, dass sie erhaltenswert erscheint. Dabei ist heute nachgewiesen, dass sie zur Beruhigung und Stressresistenz beiträgt. Sie produziert viele Hormone und Hormonvorstufen und mehr körpereigene Opiate als das Gehirn selbst. Frauen, deren Uterus entfernt wurde, haben nach einer amerikanischen WHI-Studie (*Women's Health Initiative*) ein höheres Risiko, einen Herzinfarkt oder andere Herz-Kreislauf-Erkrankungen zu erleiden. Solche Erkenntnisse sollten dazu führen, dass nicht vorschnell die Gebärmutter entfernt wird.

**Vorsicht bei chirurgischen Korrekturen und Schönheitsoperationen!**

Viele Unterleibsoperationen werden wegen einer Senkung oder Stressinkontinenz ausgeführt. Der Beckenboden ist wie eine Kirchenkuppel gebaut, bei dem jeder einzelne Stein seinen richtigen Platz hat. Der Uterus entspricht dabei dem Stützstein in der Kuppel. Wird er entfernt, wird die ganze Konstruktion instabil. So ist es auch bei einer Gebärmutterentfernung. Es kann nach der Entfernung des Uterus zu einem Vorfall der Scheidenwände kommen. Eine Operation stellt eine passive Maßnahme für die Frau dar. Deshalb sollte aktiv die Muskulatur vor der Operation gefestigt werden, am besten fünf bis sechs Monate lang. Dann können die Frau und der Arzt oder die Ärztin erkennen, ob weiterhin eine Operation angezeigt ist, und die Patientin hat schon vorher gelernt, wie sie nach der Operation – vielleicht mit Wundschmerz – den Beckenboden wieder in den Griff bekommt.

**Erst wenn alle anderen Behandlungen ohne Erfolg bleiben, sollte eine Operation in Erwägung gezogen werden!**

Schon wenige Tage nach einer Unterleibsoperation kann mit leichteren Übungen und beckenbodenschonendem Verhalten begonnen werden. Eine gute fachliche Anleitung ist hier hilfreich. Lassen Sie sich in der Klinik genau sagen, wie viel Belastung Sie vertragen. Lesen Sie hier nach, wie Sie die Alltagstücken (s. S. 146), die den Beckenboden belasten, am besten vermeiden, und beginnen Sie mit leichten Übungen zum Bewusstmachen und sanftem Ansteuern der Beckenbodenmuskulatur, entsprechend Schritt 1 aus dem Übungsteil (s. S. 48).

Achtung! Wie stark belastet werden darf, sagt Ihnen Ihr Arzt oder Ihre Ärztin! Fragen Sie danach. Meine Empfehlung kann nur sehr allgemein sein und lautet: Vermeiden Sie in den ersten drei Monaten Rekeln und Übungen wie die Kraftbrücke, bei der das Becken aus der Rückenlage hochgezogen wird.

Machen Sie sich ein Bild davon, was eine Muskelanspannung von 100 % ist bzw. probieren Sie aus, was 100 % für die Handmuskulatur ist, wenn Sie die Hand zur Faust machen. Ab der 2. Woche nach der Operation dürfen Sie bewusst die Beckenbodenmuskulatur 30 % anspannen, ab der 3. Woche 50 % und nach vier Wochen 70 %. Nach acht Wochen darf mit voller Kraft angespannt werden. Eine möglichst lange Anspannung bietet einen optimalen Trainingsreiz.

Sie beginnen in der 2. Woche mit fünf Sekunden Anspannung und steigern sie dann wöchentlich, bis Sie bei 20 Sekunden angekommen sind. Immer zwischendurch entspannen: doppelt so lange, wie die Anspannung dauerte. Das Wichtigste ist, dass Sie sehr aufmerksam auf die Signale Ihres Körpers achten und sich weder über- noch unterfordern. Sie müssen weder sich noch jemandem anderen etwas beweisen. Alle Menschen sind verschieden in ihrer Regenerationsfähigkeit. Vergessen Sie nie Ihr Lächeln und den Dank für die Hilfe, die Sie erfahren durften.

**Trainieren Sie weiter, sonst ist die nächste Operation in wenigen Jahren nötig!**

Manchmal können narbige Verklebungen und Verhärtungen durch verschiedene physiotherapeutische Methoden gelöst werden.

Werden Korrekturoperationen an erschlafften Muskeln und Gewebe vorgenommen und wird nach der Operation nicht aufbauend mit dem Beckenboden gearbeitet, ist ein erneutes Erschlaffen vorprogrammiert.

Nur durch aktives Training und beckenbodenfreundliches Alltagsverhalten wird der Beckenboden seine Funktion des Haltens und Hergebens wieder erfüllen können. Jede Operation ist ein Trauma für die Körperzellen. Sie müssen sich erst wieder erholen und brauchen Unterstützung, nicht nur durch Therapien, sondern auch durch positive Gedanken.

## Unterstützende Behandlungsmöglichkeiten

Wie gut die Beckenbodenmuskeln arbeiten, hängt nicht nur von der Kraft ab, sondern auch von der guten Durchblutung und Ernährung des Gewebes. Alle im Folgenden genannten Maßnahmen stärken das Immunsystem, verbessern die Durchblutung und die Arbeitsbedingungen für die Beckenbodenmuskulatur. So gestärkt sind Sie gegen Senkungen und Inkontinenz gewappnet!

**Das Immunsystem stärken durch natürliche Mittel, warme Füße und frische Luft!**

Folgende Maßnahmen bringen den Beckenboden in Bestform.

### 1. Beckenbodendusche

Den Beckenboden mit einem kalten Wasserstahl aus dem Schlauch, einer Dusche oder dem Bidet kurz abduschen.

Der Beckenboden wird mit der Beckenbodendusche reaktionsstärker. Bedingung: Ihr Körper muss warm sein und sich anschließend wieder erwärmen können.

Es ist eine gute Gewohnheit, jeden Morgen nach dem Aufstehen – noch bettwarm – kurz den Beckenboden ganz kalt abzuduschen. Sie dürfen ruhig dabei mit „ui-ui-ui" oder „ha-ha-ha" den Atem in Fluss halten, sich dauernd bewegen und danach warm anziehen! Machen Sie die Beckenbodendusche am besten

- morgens nach dem Aufstehen,
- nach der Stuhlentleerung,
- nachmittags, besonders bei einer Senkung oder einem Stauungsgefühl nach unten,
- bei Hämorrhoiden.

Tipp: Aus Amerika kommt diese praktische Variante der Kaltwasser-Dammdusche: Füllen Sie eine leere weiche Ketchupflasche mit kaltem Wasser und spritzen Sie es auf den Damm. Das regt die Durchblutung an und erfrischt zentral – auch im heißen Sommer! Die Methode ist auch gut nach einer Geburt anwendbar.

Bei Blasenreizungen wird der Beckenboden nach dem Harnlassen mit einem Zusatz des ätherischen Bergamotte-Öls ins Wasser gespült.

## 2. Aromatherapie

Ätherische Öle können dem Wasser, verbunden mit einem Emulgator (z. B. Sahne, Honig, neutraler Badezusatz), beigegeben werden. Ihre Wirkung ist adstringierend und durchblutungsfördernd. Es wird Schafgarbe, Zypresse, Lavendel oder Neroli empfohlen. Bergamotte-Öl beeinflusst das Urogenitalsystem und ist neben Kamille und Knoblauch bei der Behandlung von Blasen- und Harnröhrenentzündungen eines der wertvollsten Öle. Einer Blasenentzündung geht meist eine Infektion der Harnröhre voraus, da die verursachenden Bakterien erst allmählich die Harnröhre emporwandern. Setzt man Bergamotte bereits im Frühstadium ein, verhindert es, dass sich die Infektion nach oben ausbreitet. Geben Sie das Öl dem Badewasser bei oder verwenden Sie es für örtliche Waschungen oder Spülungen (z. B. mit der ehemaligen Ketchupflasche!).

Auch bei vaginalem Juckreiz und leichtem Ausfluss ist Bergamotte hilfreich. Das Öl muss stark verdünnt (0,5–1 %) werden. Für die Badewanne nimmt man für Erwachsene zehn Tropfen (ohne Emulgator) bzw. mindestens 30 Tropfen mit Emulgator. Der Vorteil dieses ätherischen Öls ist, dass es stimmungsaufhellend wirkt, was bei chronischen Blasenreizungen sehr wichtig ist. In der Aromalampe wirkt Bergamotte ebenfalls in angenehmer Weise auf Niedergeschlagenheit und Anspannung.

### 3. Warmes Sitzbad mit Zusätzen

Ein warmes Sitzbad von etwa zehn bis 15 Minuten Dauer wirkt durchblutungsverbessernd im kleinen Becken und entspannt die Muskulatur. Verwenden Sie als Zusätze Eichenrinde oder Tannolact (1 EL pro Liter). Eichenrinde wirkt sehr zusammenziehend und entzündungshemmend und wird als Sitzbad besonders bei Hämorrhoiden, Analfissuren oder Ekzemen eingesetzt. Schafgarbe (100 g auf 20 l Wasser) und Kamille wirken gegen Vaginalpilz. Verwenden Sie ätherische Öle nur mit Emulgatoren gemischt für Bäder, da sie sich sonst nicht mit dem Wasser verbinden und sich nicht gleichmäßig verteilen.

### 4. Shiatsu, Atemtherapie, Bindegewebsmassage, Fußreflexzonentherapie

Diese Therapieformen können Sie unterstützend in Ihr Beckenbodenprogramm aufnehmen. Wenden Sie sich dazu an ausgebildete Physiotherapeuten oder Heilpraktiker!

### 6. Tellington TTouch-Methode

Mit dieser Therapie, die den Körperzellen zu einer guten Funktion verhilft, konnte ich besonders gute Erfolge bei der Dranginkontinenz, aber auch bei der Stressinkontinenz erzielen. Hier werden leichte kreisende Bewegungen durch den Therapeuten ausgeführt. Für diese

Therapie sollten Sie sich einen entsprechend ausgebildeten Therapeuten suchen oder es mit jemanden zusammen selbst lernen. Tellington TTouch ist auch bei zahlreichen anderen Beschwerden anzuwenden.

### 7. Akupunktur

Nur wenige Heilpraktiker und Ärzte verstehen sich auf diese spezielle Form der Akupunktur, daher fallen die Erfolge entsprechend unterschiedlich aus. Insbesondere verbessern sich jedoch Beschwerden, die durch einen unangenehmen Abwärtsdruck aus dem Bauchraum entstehen. Akupunktur erwies sich in einer Studie als besonders hilfreich bei Frauen mit einer Dranginkontinenz: Es verbesserte sich das Füllungsvermögen der Blase, die Häufigkeit des Wasserlassens verringerte sich und die Lebensqualität stieg.

### 8. Natürliche Mittel

Homöopathische Mittel, Phytotherapeutika und Pflanzenextrakte können die Blase beruhigen. Knoblauch – frisch in der Nahrung oder in Drageeform – ist eines der stärksten antiseptischen Öle, das wir kennen. Er wirkt auch stauungslösend und beeinflusst Blut und Kreislauf. Außerdem sollten Sie immer viel Flüssigkeit in Form von Quellwasser oder heißem Kamillentee zu sich nehmen.

### 9. Kleidung und Verhaltensweisen

Tragen Sie die richtige Kleidung, also der Jahreszeit entsprechende, und sorgen Sie vor allem für warme Füße. Frauen sind für Blasenreizungen und Infektionen schon deshalb empfänglicher als Männer, weil sie eine kürzere Harnröhre haben und darin Bakterien leicht aufsteigen können. Schwangere und Frauen in den Wechseljahren sind anfälliger, ebenso Frauen, die an Diabetes erkrankt sind. Regelmäßige Spaziergänge an der frischen Luft und Gymnastik können helfen, die Blase zu beruhigen.

# Der geeignete Sport

Sportliche Betätigung, Bewegung und Tanz aktivieren und mobilisieren den gesamten Organismus. In Maßen ausgeübt wirkt jede Bewegung gesundheitsfördernd und vitalisierend. Allerdings gibt es Sportarten, die sich während der Aufbauphase des Beckenbodens nicht nur nachteilig auf die Beckenbodenmuskulatur auswirken, sondern einen Trainingserfolg sogar verhindern. Dazu zählen Sportarten, bei denen gehüpft und gesprungen wird, wo also Erschütterungen oder hoher Bauchraumdruck entstehen. Diese sollten Sie während der Aufbauphase der Beckenbodenmuskulatur ganz vermeiden oder selbst einschätzen können, ob Ihr Beckenboden sie verträgt. Oder gibt es Alternativen? Bedenken Sie, dass die Funktion eines (Bewegungs-)Systems von seinem schwächsten Teil bestimmt wird – hier dem Beckenboden.

**Je größer die sportliche Belastung, desto stärker muss der Beckenboden sein!**

Wenn Sie mit einem schwachen Beckenboden eine belastende Sportart ausführen wollen, achten Sie auf die richtige Technik und spannen Sie kräftig den Beckenboden an, um ihn zu schützen. Wenn Ihnen das gelingt, erzielen Sie einen guten Trainingseffekt. Sollten Sie aber Urinverlust haben oder das Gefühl, die Organsenkung wird verstärkt, wählen Sie bitte eine andere Sportart.

Es gibt vorteilhafte Sportarten, bei denen der Beckenboden wenig belastet und automatisch richtig eingesetzt wird.

Nach einer Entbindung braucht der Beckenboden lange, um allmählich wieder kräftiger zu werden. Sie sollten in dieser Zeit nur funktionelles Beckenboden- und Bauchmuskeltraining ausführen. Was vorher neun Monate braucht, braucht auch hinterher neun Monate! Bei gutem Training vorher sind sechs Monate Verzicht auf die meisten Sportarten richtig. Solange Sie stillen, ist der Beckenboden besonders locker und kann Druckbelastungen aus dem Bauchraum oder starken Erschütterungen nicht standhalten.

**Für den Beckenboden geeignete Sportarten**
Gesellschaftstanz, Ballett (ohne Sprünge), Schwimmen, Walken, Radfahren auf festen Wegen, Gymnastik, Mini-Trampolin, Fechten, Krafttraining an Geräten (gemäßigtes Training), Hometrainer, Laufband, Skifahren, Eislaufen und Inlineskaten

**Für den Beckenboden problematische Sportarten**
Joggen, Aerobic, Gymnastik, die mit Sprüngen verbunden ist, Bergabwandern, Tennis, Reiten, Mountainbiking (im Gelände), Seilspringen, Sport-Trampolin, Krafttraining mit sehr schweren Gewichten und generell alle Extremsportarten, die mit Erschütterungen des gesamten Körpers einhergehen.

## Damit Sie nicht auf Ihren Lieblingssport verzichten müssen

### Nordic Walking

Nordic Walking ist ein idealer Sport für den Beckenboden. Wenn Sie die Stöcke richtig einsetzen, wirken die Über-Kreuz-Bewegungen sehr energetisierend auf den ganzen Menschen.

### Joggen

Anstatt großer Sprünge laufen Sie lieber im Katzengang, machen Sie also weiche Bewegungen, lassen Sie die Knie locker, das Schambein ist leicht zum Nabel gezogen, Schwerpunkt tief. Landen Sie in der Mitte der Ferse und rollen Sie den Fuß gut ab.

Ihr Beckenboden muss intensiv mitarbeiten und Sie mit jedem Schritt vorwärts bringen. Überprüfen Sie kritisch, ob Joggen für Sie wirklich geeignet ist.

### Walking (schnelles Gehen) und Spazierengehen

Beim Walking ohne Stöcke oder flottem Spazierengehen müssen Sie wachsam sein. Ein harter Auftritt kann zu belastend sein. Je weicher der Untergrund, desto besser für den Beckenboden. Walking im Wald ist besser als auf hartem Untergrund! Da keine Stöcke die Diagonalbewegung des Oberkörpers unterstützen, achten Sie darauf, aktiv den Gegenarm zum Bein vorzubringen. Beim Bergabwandern sollten Sie Stöcke zum Abstützen nützen.

**Walking im Wald oder Park tut der Seele gut und ergänzt auf sinnvolle Weise das Beckenbodentraining.**

### Inlineskaten, Schlittschuhlaufen und Skilanglauf

Diese Sportarten sind ideal für den Beckenboden, da Sie nur vorwärtskommen, wenn Sie die Füße gut nach unten drücken und damit den Beckenboden automatisch aktivieren. Die Überkreuzbewegungen wirken ebenfalls energetisierend.

### Fahrradfahren

Wenn Sie Radfahrer beobachten, stellen Sie vielleicht fest, dass viele Menschen mit einem Rundrücken auf dem Sattel sitzen. Wie Sie wissen, öffnet aber der runde Rücken den Beckenboden, der dann den Stößen durch Bodenunebenheiten gnadenlos ausgesetzt ist!

Deshalb sollte Ihr Fahrrad gut gefedert sein und keinen allzu harten Sitz haben. Vielleicht müssen Sie den Sattel etwas nach vorne neigen, damit er nicht aufs Schambein drückt, und den Lenker höher einstellen. So sitzen Sie richtig:

- Gerade nach vorne geneigter Oberkörper, der eine Linie mit dem Becken bildet, Steißbein nach unten senken und den Kronenpunkt nach vorne oben strecken,
- Lenker locker umfassen, Schultern locker,

- den Beckenboden immer auf der Seite aktivieren, die nach unten in die Pedale tritt. Die Kraftentwicklung kommt aus dem Schritt, so wird der Antritt kraftvoller, und Sie sind nicht so ausgepowert und haben auch auf langen Strecken keine Rückenschmerzen oder wundgescheuerte Schenkel.

Tipp: Wenn Sie am Berg in den Pedalen stehen und kraftvoll aus dem Schritt in die Pedale treten, erleben Sie deutlich Ihre Beckenbodenpower.

### Schwimmen

Schwimmen ist empfehlenswert, da es hier keine Belastung für den Beckenboden gibt, aber alle Muskeln beansprucht werden. Nutzen Sie kleine Pausen am Beckenrand für extra Beckenbodenübungen!

### Tennis, Squash und laufintensive Ballsportarten

Die plötzlichen Druckveränderungen, vielleicht sogar mit gespreizten Beinen, sind zu belastend für den Beckenboden: Die harten Stopps und Schläge geben dem Beckenboden keine Reaktionschance.

### Reiten

An und für sich ist Reiten ein geeigneter Sport, weil die dabei erforderliche korrekte Sitzhaltung einen gespannten Beckenboden erfordert. Dadurch kann es einen positiven Trainingseffekt für den Beckenboden geben. Leider lassen sich plötzliche Erschütterungen und ein plötzlich erhöhter Bauchraumdruck nicht immer vermeiden. Prüfen Sie, ob Ihr Beckenboden dem (schon) gewachsen ist.

### Trampolin

Es gibt fast so viele verschiedene Trampoline wie Laufschuhe. Daher sollten Sie wissen, welches für Sie geeignet ist: Große sportliche

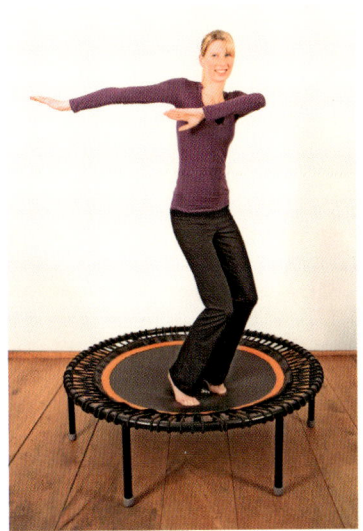 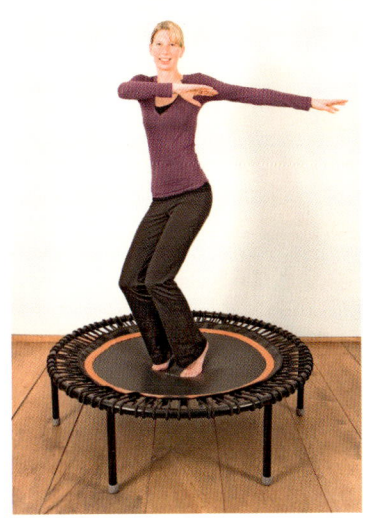

Abb. 92: Twist zur Bauch- und Beckenbodenkräftigung auf dem Medi-Swing-Minitrampolin.

Abb. 93: Twist: Beim Aufschwingen drehen die Knie nach rechts und beide Arme nach links

Trampoline versetzen dem Beckenboden harte Stöße, die ein geschwächter bzw. ein Beckenboden in der Aufbauphase nicht kontinent abfangen kann.

Ganz anders sieht es bei den Mini-Trampolinen aus: Durch die besonders weiche Matte und spezielle Aufhängungen erlauben solche Trampoline ein sanftes und gelenkschonendes Schwingen. Das bringt dem Beckenboden Anregung, Muskelaufbau und eine bessere Durchblutung, und Sie bleiben kontinent von Anfang an! Die Arbeit auf dem Minitrampolin ersetzt einen Spaziergang, den man ja nicht immer verwirklichen kann. Die Fettverbrennung und der Lymphabfluss werden ebenfalls befördert, und die Laune steigt gleich mit (Abb. 92 und 93).

### Krafttraining an Geräten im Fitness-Studio

Beim Krafttraining kommt es darauf an, dass jede Anstrengung mit einem Impuls aus dem Beckenboden begonnen wird. Nur selten findet man in einem Studio die entsprechende Anleitung durch kompetente Trainer. Deshalb sollten Sie ganz sicher beurteilen können, ob Ihr Beckenboden bereits diesem Bauchraumdruck standhält. Ansonsten warten Sie, bis Sie Ihren Beckenboden soweit gekräftigt haben und selbst entsprechend sensibilisiert sind, um beurteilen zu können, ob Sie eine Geräteübung machen können oder nicht. Zum Beispiel können Sie auf den Adduktoren- und Abduktorentrainern die Innen- und Außenseiten Ihrer Oberschenkel trainieren. Hier wie im Prinzip bei allen Geräten gilt:

*Je stärker der Beckenboden beansprucht wurde, desto mehr Entspannung braucht er!*

- Gerät richtig einstellen, die vorgeschriebene Position einnehmen, der Rücken bleibt gerade,
- mit dem Ausatmen die Beckenbodenmuskulatur aktivieren, unmittelbar bevor Sie die Gewichte bewegen,
- Beckenbodenspannung lösen, wenn Sie in die Ausgangsposition zurückgekehrt sind, und tief einatmen.

Tipp: Bauch und Beckenboden dürfen sich während der Arbeitsphase nicht vorbewegen, sondern müssen gehalten werden. Sonst war die Übung (noch) zu schwer.

### Crunches (Bauchmuskelübungen)

Bauchmuskelübungen, die mit einem geraden Hochkommen des Oberkörpers (oder der Beine) aus der Rückenlage verbunden sind, dürfen nur Frauen mit absolut starkem Beckenboden ausführen, ansonsten führen sie zu einer Überforderung und Schädigung des Beckenbodens und seiner Organe.

### Pilates und Yoga

Im Prinzip ist Pilates ein guter Workout, da mit dem „Powerhouse" auch der Beckenboden explizit angespannt wird. In der Aufbauphase des Beckenbodentrainings sind diese Übungen für die meisten Frauen mit schwachem Beckenboden jedoch zu hart, denn der Bauchraumdruck kann nicht abgefangen werden. Also warten, bis Sie „jünger" und kräftiger werden!

Werden Sie auch beim Yoga zum Beobachter Ihres Beckenbodens: Gelingt es Ihnen, den Beckenboden bei den Yogaübungen einzusetzen, ist es gut, ansonsten warten Sie noch, bis Sie Ihren Beckenboden genug gestärkt und vorbereitet haben.

### Qigong, Tai Chi, Feldenkrais, Yoga und Hormon-Yoga

Diese Techniken scheinen auf den ersten Blick sehr geruhsam zu sein, aber unterschätzen Sie den Energiefaktor nicht: In der Ruhe liegt die Kraft! Setzen Sie den Beckenboden ungefragt ein, wenn Sie eine dieser wunderbaren Bewegungsformen ausüben.

# Ein Übungsprogramm, das zu Ihrem Leben passt

Haben Sie sich inzwischen durch das ganze Buch gearbeitet und Ihren Beckenboden in Bestform gebracht? Konnten Sie bereits Erfolge verzeichnen? Haben Sie schon Lieblingsübungen entdeckt und sich zur Gewohnheit gemacht?

Vielleicht gehören Sie aber zu den Menschen, die ein Buch oder eine Zeitung von hinten zu lesen beginnen! Es ist sehr wichtig, dass Sie das Prinzip verstehen, nachdem die Beckenbodenmuskeln arbeiten. Dabei geht kein Weg an dem eigenen Erleben vorbei. Nehmen Sie sich ruhig so viel Zeit, wie Sie brauchen und gehen Sie den Übungsteil mit den vier Schritten der Reihe nach durch. Sie werden wahrscheinlich drei Wochen dafür benötigen.

Sollte bei Ihnen bereits eine Schwächung des Beckenbodens oder der Blasenfunktion bestehen, ist anfangs ein dreißigminütiges tägliches Training nötig, um den Beckenboden in Bestform zu bringen. Sie können die 30 Minuten auch in einzelne Abschnitte aufteilen, wenn Ihnen das besser gelingt, brauchen dann aber zu Beginn jedes Übungsabschnitts eine kleine Aufwärmphase.

Viele Übungen können Sie sofort in den Alltag übernehmen. So verschaffen Sie sich jedes Mal, wenn Sie irgendwo sitzen, mit leichten Beckenbodenübungen Erholung.

Bauen Sie die Beckenbodenübungen auch in Ihre sportlichen Aktivitäten ein. Besonders ein Ausdauertraining 2–5 x die Woche ist zusätzlich zu den gezielten Beckenbodenübungen wichtig.

Beginnen Sie das Ausdauertraining so: 3 x pro Woche eine Viertelstunde stramm spazieren gehen oder walken. Nehmen Sie die Arme aktiv mit, wenn Sie zügig durch den Wald oder Park gehen. Oder Sie wählen Nordic Walking, bei dem durch den Einsatz von Stöcken die Oberkörpermuskulatur mit beansprucht wird und das für ambitionierte Sportler ebenso wie für untrainierte Menschen geeignet ist.

**Ein Ausdauertraining ist ein nie versiegender Jungbrunnen.**

Natürlich können Sie die Spaziergänge zeitlich ausdehnen. Nutzen Sie jede Möglichkeit im Alltag, um mehr Bewegung in Ihr Leben zu bringen. Fahren Sie z. B. mit dem Fahrrad statt mit dem Auto zum Bäcker usw. Ihrer Phantasie sind keine Grenzen gesetzt. Auch das Alter setzt keine Grenzen, mit einem Ausdauersport zu beginnen. Orientieren Sie sich an Ihrem persönlichen Level. Wenn Sie es schaffen, trainieren Sie schließlich 3 x die Woche eine Stunde lang. Ein leichtes Intervalltraining bringt Abwechslung: zehn Minuten aufwärmen, zehn Minuten schnell gehen, wieder zehn Minuten in gemütlichem Tempo gehen usw. Beachten Sie, dass Sie dabei bei geschlossenem Mund durch die Nase atmen!

Das Beckenbodentraining befähigt Sie oft erst, überhaupt ein Ausdauertraining auszuführen – und ist das nicht eine Freude?

Und so sieht der Erfolg jedes Ausdauersports in Kombination mit einem ausdauernden Beckenbodentraining aus:

- Ihre Attraktivität nimmt zu,
- straffe Muskeln geben einen guten Halt,
- Sie erlangen ein tolles kraftvolles Körpergefühl,
- die bessere Durchblutung Ihrer grauen Zellen sorgt für einen schlau-schnellen Kopf,
- Stresshormone lösen sich in Wohlgefallen auf,
- Glückshormone (Endorphine) durchfluten Ihren Organismus und
- auch im Bett klappt es besser!

## Beckenbodentraining à la carte

So bringen Sie Ihren Beckenboden in Bestform: Im Folgenden finden Sie einen Vorschlag für ein tägliches Beckenbodenübungsprogramm, zusammengestellt aus den Übungen dieses Buches. Hier werden die Übungen noch einmal kurz beschrieben; wenn Sie sich noch einmal ausführlich mit dem Ablauf vertraut machen möchten, schlagen Sie bitte auf den genannten Seiten nach.

**Schaffen Sie sich Raum und Zeit zum Beckenbodentraining.**

### A. Atmen – entspannen – wahrnehmen

**Bauchschmeichler** (s. S. 48)

- Bauchlage (jede andere Körperhaltung ist möglich),
- Atmung wahrnehmen und zum Beckenboden lenken; sich an die vier Orientierungspunkte (Schambein, Steißbein, beide Sitzbeinhöcker) erinnern,

- einatmen (Beckenboden loslassen, der ein wenig hinuntergeht,
- ausatmen (auf „chchch"); der Beckenboden steigt hoch.

**Seerose** (s. S. 145)
- Rückenlage mit angestellten Beinen.
- Platzieren Sie in Gedanken eine Seerose auf dem Beckenboden, die sich mit jeder Einatmung entfaltet und mit der Ausatmung zur Knospe hin schließt.

### B. Rhythmisches Anspannen und Loslassen

Beginnen Sie jede Anspannung mit der Ausatmung und jedes Loslassen mit der Einatmung. Wenn es erforderlich ist, dazwischen so atmen, wie es kommt.

**Die liegende Acht** (s. S. 56)
- Rückenlage (oder Sitz auf Hocker oder Sitzball),
- 3–5 Sekunden vordere und hintere „Schleife" der Acht zur Mitte zusammenziehen und den Damm anheben. 6–10 Sekunden die Spannung lösen.

**Der Anker** (s. S. 69)
- Sitz auf Hocker,
- 3–5 Sekunden die Spannung von den Fersen – die „Stumpfnaht" – hoch bis zu den Sitzbeinhöckern wandern lassen und 6–10 Sekunden wieder in den Boden unter den Fersen zurückfließen lassen.

**In die Ecke, Besen, Besen!** (s. S. 106)
- Sitz auf dem Sitzball – die Hände umfassen einen aufgestellten Besenstiel.

- Rollen Sie mit der Kraft des arbeitenden Beckenbodens den Ball Richtung Besenstiel nach vorne, dann Spannung lösen und dabei den Ball zurückrollen.
- Der Rücken bleibt gestreckt.

### C. Dauerhaftes Anspannen über mehrere Atemzüge

Am Bewegungsbeginn immer ausatmen, dann einfach weiteratmen. Nicht vergessen: Die Pause nach längerem Spannen ist immer doppelt so lange wie die Anspannung!

Woran erkennen Sie, dass die Anspannungsintensität und -dauer richtig war? Wenn Sie nach der Übung gut entspannen können und der Beckenboden spürbar „runterkommt"!

Nach jedem dauerhaften Anspannen erfolgen nach dem Abspannen schnelle Kontraktionen wie „Zwinkern" (s. S. 53), „Cowboy" (s. S. 53), „Metronom" (s. S. 95), „Beckentanz" (s. S. 76).

### Die XXL-Übung (s. S. 63)

- Sitz auf Hocker (oder in jeder anderen Körperhaltung).
- Schließen Sie die Muskeln der Acht um die drei Körperöffnungen und ziehen Sie sie zum Damm hin.
- Die Sitzbeinhöcker zur Mitte ziehen und den Damm anheben.
- Den Rücken von oben und unten lang ziehen, dann das Steißbein zum Schambein ziehen und das Schambein nach vorne oben heben. Dabei weiteratmen!
- Spannung langsam und genüsslich in umgekehrter Reihenfolge lösen.
- Nach jeder langen Spannungsphase „zwinkern" Sie mit der Beckenbodenmuskulatur ca. 20–30 x.

**Käfer** (s. S. 82)

- Rückenlage mit den Fersen auf dem Sitzball,
- Beckenboden schließen – zusammen – Rücken langziehen, mit dem voll aktivierten Beckenboden die Fersen auf dem Sitzball fortschieben und mit dem Lösen wieder heranziehen.
- Die Hände kontrollieren, dass der Beckenknochen sich nicht bewegt. Die Bewegung ist anfangs sehr klein, der Impuls kommt vom Beckenboden.
- 3 x hintereinander ausführen.

**Wellentanz** (s. S. 114)

- Vierfüßlerstand,
- den Rücken strecken und runden,
- Gewicht vor-, zurück-, seitlich verlagern und mit den Sitzbeinhöckern kreisen.

**Kraftbrücke** (s. S. 130)

- Bequeme Rückenlage mit aufgestellten Beinen.
- Mit dem Ausatmen schmiegt sich der untere Rücken an den Boden, Sie ziehen den Rücken lang, aktivieren den Beckenboden und lassen sich vom Schambein ganz langsam und kontrolliert nach oben ziehen, so lange Sie die Beckenbodenspannung halten können.
- Danach – weiteratmen! – rollen Sie den Rücken Stück für Stück zurück und lösen die Spannung erst, wenn der gesamte Rücken am Boden liegt.
- Genießen Sie einige Atemzüge lang die Entspannung und spüren Sie in Ihr Becken hinein.

## D. Entspannung vertiefen

**Frosch** (s. S. 126)

- Aus dem Vierfüßlerstand das Gesäß soweit wie möglich zu den Fersen senken und die Arme lang nach vorne ausstrecken oder die Hände unter die Stirn legen,
- den Rücken von beiden Polen (Steißbein und Scheitelpunkt) aus in die Länge dehnen, dabei Schultern, Hals und Kopf vollkommen sinken lassen und die Entspannung in der Froschposition genießen,
- spüren, wie sich die Atmung vertieft und mit jedem Atemzug die Hüften weicher werden.
- Wenn Sie möchten, können Sie jetzt mit der Schließmuskelschicht des Beckenbodens zwinkern.

## E. Eine Extra-Aufmerksamkeit für den Bauch

**Bauchkraft wecken** (s. S. 90)

- Vierfüßlerstand.
- Der Unterbauch wird aus der fühlenden Hand gehoben, Beckenboden und Rippen schließen sich an bzw. Beckenboden und Unterbauch einige Male zusammen aktivieren.
- Dabei die Rippenbögen zum Bauchnabel ziehen.
- Der Rücken bleibt in neutraler Stellung.

**Knielift** (s. S. 92)

- Knie-Ellenbogen-Stand – die Unterarme liegen auf der Kleinfingerseite auf.
- Kopf in Verlängerung der Wirbelsäule halten, Rücken lang, Beckenboden aktivieren, die Knie wenige Zentimeter vom Boden heben.
- Acht Sekunden halten und dabei weiter atmen.
- Wippen Sie anschließend 8 x mit den Knien minimal auf und ab.
- Erschwerend die Unterarme auf einem Ballkissen platzieren und dann den Knielift ausführen.

### F. Spiel ohne Grenzen mit den Beckenbodenmuskeln

Zum Schluss Ihres persönlichen Übungsprogramms werden die Bewegungen ganz fein und differenziert. Sie können die Übungsposition dabei frei wählen.

Führen Sie alle diese Übungen ohne Luftanhalten aus, auch wenn es noch so spannend wird!

Sollten Sie eine Senkung haben, probieren Sie aus, ob Sie bei den Übungen aus der Rückenlage besser ein Handtuch oder ein Ballkissen unter den unteren Rücken legen, und aus dem Vierfüßlerstand können Sie sich statt auf die Hände auf die Unterarme stützen. Dabei liegt die Kleinfingerseite der Hand auf. Diese Variante ist auch besser, wenn Ihnen das Stützen auf die Hände schwerfällt.

**Fahrstuhl nach oben** (s. S. 97)

Stellen Sie sich vor, wie ein Fahrstuhl in der Scheide hoch und hinunter fährt. Sie können in jeder Etage stoppen.

**Obst essen** (s. S. 97)

Bewegen und befühlen Sie eine reife Aprikose, die sich in Ihrer Scheide befindet.

**Kirschkerne picken** (s. S. 99)

Picken Sie nacheinander mit der Scheide oder dem After fünf gedachte Kirschkerne auf und geben diese wieder her.

### G. Abschluss

**Bodyshake** (s. S. 177)

- Rückenlage
- Arme und Beine in die Luft strecken,
- locker ausschütteln (ca. 40 Sekunden),
- rekeln.

**Reckt und streckt die faulen Glieder** (s. S. 179)

■ Rückenlage,

■ die Arme weit hinter dem Kopf ausstrecken (sofern es keine Probleme mit der Wirbelsäule bereitet); die Füße fallen locker nach außen,

■ ausatmen: linkes Bein und linken Arm so lang wie möglich ausstrecken,

■ einatmend die Position kurz halten, dann die Seite wechseln.

# Weiterführende Literatur

Cantieni, B.: Mama Fitness. Das einzigartige Training für eine unbeschwerte Schwangerschaft, München 2004

Carrière, B.: Der große Ball in der Physiotherapie, Berlin 1999

Franklin, E.: Beckenbodenpower. Das dynamische Training für Sie und Ihn, München 2005

Herold, A./Sprockamp, B./Dlugosch, G. E.: Stuhlinkontinenz. Der Ratgeber, Berlin 2005

Häfelinger U./Schuba, V.: Koordinationstherapie. Propriozeptives Training, Aachen 2002

Onken, J.: Feuerzeichenfrau. Ein Bericht über die Wechseljahre, München 2006

Sommer, F.: VigorRobic – Potenter durch gezieltes Fitnesstraining, Aachen 2002

Tellington-Jones, L.: TTouch for You! Gesundheit und Wohlgefühl mit dem Tellington TTouch, Stuttgart 2003

Tschirner, Th.: Fitness to go. Bauch, Beine, Po, München 2007

Gymnastikmatten, Gymnastikbälle und ähnliche Kleingeräte und Hilfsmittel erhalten Sie in Sporthäusern, Sanitätsfachgeschäften oder im Internet.

Hier erhalten Sie das Medi-Swing-Trampolin:
bellicon deutschland GmbH
Frankfurter Straße 243
51147 Köln
www.bellicon.de

# Nützliche Adressen

Unter folgenden Adressen erhalten Sie weitere Informationen rund um das Thema Beckenboden.

GfG Gesellschaft für Geburts-
vorbereitung, Familienbildung
und Frauengesundheit
Ebersstraße 68
10827 Berlin
E-Mail: gfg@gfg-bv.de
www.gfg-bv.de

ÄGGF Ärztliche Gesellschaft
zur Gesundheitsförderung
der Frau e.V.
Zülpicher Straße 6
40549 Düsseldorf
E-Mail: aeggf@aeggf.de
www.aeggf.de

Deutsche Kontinenz
Gesellschaft e.V.
Friedrich-Ebert-Straße 124
34119 Kassel
E-Mail:
info@kontinenz-gesellschaft.de
www.kontinenz-gesellschaft.de

Pro Familia – Deutsche Gesellschaft für Familienplanung,
Sexualpädagogik
und Sexualberatung e.V.
Stresemannallee 3
60596 Frankfurt
E-Mail: info@profamilia.de
www.profamilia.de

Tellington – TTouch for You
Pfarrgasse 2, 35792 Löhnberg
E-Mail: info@ttouchforyou.de
www.ttouchforyou.de

BIRKE – Wellness GmbH
Kreuzacher Straße 34–36
55546 Volxheim
E-Mail: info@birke-wellness.de
www.birke-wellness.de.

Krankengymnastikpraxis
Gisela Schirmer
Heinrich-Wöhler-Straße 1
30938 Burgwedel
E-Mail:
kontakt@gisela-schirmer.de
www.gisela-schirmer.de

# Register

Entleerungsmenge 190
Entspannung 9, 36, 59, 64f., 70,
  102ff., 112, 115, 126, 144f.,
  182, 188, 202, 208f.

Fußreflexzonentherapie 194

Gebärmutter 14, 28, 32, 36,
  40ff., 48, 66, 96, 191
Geisha-Kugeln 187
Genitalorgane 14
Genitalsenkung 186
Gesäß 12f., 19, 39, 54, 58, 61,
  75, 99, 114, 129, 123, 126,
  130, 137, 140, 162ff., 169,
  184, 209
Geschlechtsverkehr 25, 33, 98

Hämorrhoiden 27, 40, 154, 195
Harnblase 14, 22, 31, 36
Harndrang 30, 34, 40, 172ff.,
  183
Harninkontinenz 27
Harnröhre 14ff., 22, 25, 36, 56,
  58, 66, 77, 87, 98, 112, 175,
  183, 186, 189, 194, 196
Hilfsmittel 29, 186ff.
Homöopathische Mittel 196
Hormone 23, 25, 191, 205
Husten 18, 21f., 26, 28f., 34, 54,
  147f.

Iliosakralgelenk (ISG) 13, 64,
  162
Inkontinenz 26ff., 32, 36, 41,
  106, 149f., 160, 186, 193

Kaiserschnitt 8, 26, 41
Klitoris 14, 16, 95, 172f.,
  180
Kontraktion 18, 57, 145, 207
Körperhaltung 8, 17, 21, 25f.,
  37f., 42, 63, 96f., 123, 149f.,
  152, 169, 189, 205, 207
Körperwahrnehmung 49, 99
Kreuzbein 12ff., 20, 40, 64ff.,
  86f., 96, 133ff., 162
Kreuzschmerzen 27, 32f., 127,
  132

Lendenwirbelsäule 13, 40, 66,
  81, 88, 130, 133f., 154
Liebeskugeln 187

Medikamente 85, 181, 189
Miktionstagebuch 190
Mischinkontinenz 30f., 36
Muskelaufbau 144, 188, 201
Muskeltraining 188, 197
Muttermund 14, 32, 97f.

Niesen 21f., 26, 28f., 34, 146ff.